Ma vie autrement

Ma vie autrement

Nathalie MAZOTTI

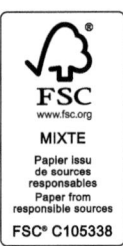

Éditeur : BoD-Books on Demand
12-14 rond-point des Champs-Élysées, 75008 Paris
Impression : Books on Demand, Norderstedt, Allemagne

ISBN : 978-2-3222-2218-6
Dépôt légal : 06-2020

Introduction

Vous qui commencez la lecture de ce livre, vous avez peut-être lu mon premier ouvrage :

« Il faut me croire Maman » ?

Lorsqu'il a été édité, il a rencontré un succès auquel je ne m'attendais pas et les témoignages des lecteurs m'ont permis de me sentir un peu plus forte.

Il avait pour vocation de raconter la véritable version de l'accident de mon fils et de « laver son honneur ».

Je pense qu'il a rempli son contrat.

Il avait également la mission de sensibiliser les personnes endeuillées sur la présence des défunts à leurs côtés.

Ça a été un dur combat pour Sébastien de me convaincre, moi, sa cartésienne de mère, et surtout de me pousser à en parler.

J'avais tellement pensé du mal des voyants, et des médiums !

Quelle énergie il a dû déployer pour que je ne doute plus et pour m'amener à créer une association où j'invite des médiums !

Maintenant je suis plus attentive, plus apaisée aussi, face à tous ses signes.

Je n'en reste pas moins très terre-à-terre et même si je côtoie souvent des intervenants de renom, on ne peut toujours pas me faire avaler n'importe quoi !

C'est certainement cette lucidité qui a permis aux lecteurs de s'identifier facilement à moi lors de la lecture du premier livre.

Je n'avais pas envie d'affirmer ou de convaincre, je voulais juste raconter et laisser à chacun le libre choix de me croire ou non…de croire Sébastien ou non.

Il y a eu pourtant une autre conséquence heureuse à la parution de ce livre :certains des lecteurs sont venus rejoindre l'association « Ailes et Sébastien » que j'ai créée après le décès de mon enfant et ces rencontres ont permis de nouer de belles amitiés.

Je sais que le « hasard » fait souvent bien les choses.

Je pense de plus en plus que mon hasard à moi s'appelle Sébastien et qu'il met sur mon chemin des personnes ou des situations qui me poussent vers l'avant.

Alors pourquoi écrire un second livre puisque le premier m'avait apporté une pseudo-sagesse ?

Tout simplement pour vous aider, encore et toujours.

Je vais vous relater la suite et la fin de mon enquête sur les circonstances de l'accident de mon enfant et je vais aussi vous faire partager tous ces signes qu'il m'envoie depuis son autre vie.

Puisque vous me connaissez un peu maintenant, à travers mes écrits, vous savez bien que je n'exagérerai pas et que Sébastien a bien pris soin de m'apporter de réelles preuves pour que j'évite d'y chercher une quelconque explication rationnelle.

Délibéré

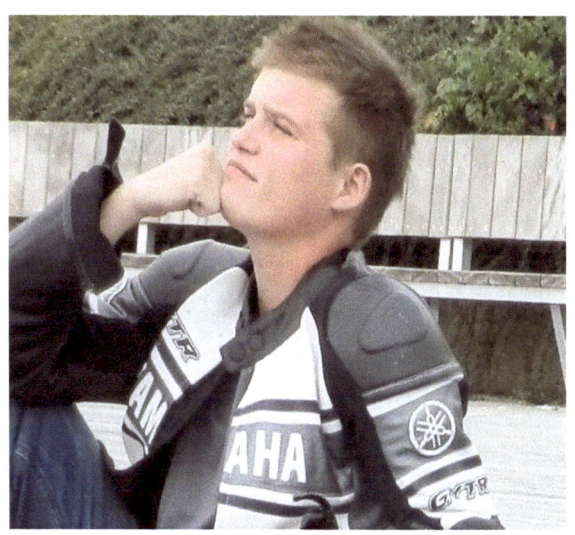

– Bonjour, je n'ai pas de bonnes nouvelles…

C'est par ces mots que l'avocate qui défendait les intérêts de Sébastien dans le procès en appel a commencé la conversation.

Ainsi, la cour d'appel n'avait pas considéré que le chauffeur routier roumain pouvait avoir une part de responsabilité dans la mort mon fils.

Les éléments que j'avais apportés au dossier, les photos, le témoignage d'un homme qui avait assisté à l'accident… tout cela n'avait pas suffi à faire pencher la balance.

Sébastien restera donc le seul responsable de sa mort aux yeux de la justice…

Parfois je me demande encore pourquoi j'ai tant voulu ce procès ? Pourquoi ai-je dépensé tant d'énergie pour rétablir la vérité ?

J'avais tellement peu de force !

Je sais maintenant que l'enquête que j'ai menée m'a servi à me relever, à comprendre, à intégrer la mort de mon enfant dans mon chemin de vie.

Il y a une chose que je retiens dans l'énoncé du délibéré qui motive les conclusions du tribunal. C'est cette phrase :

« Bien qu'il n'ait commis aucune erreur de conduite, Sébastien L.... aurait dû anticiper le déport de l'ensemble routier avant d'entreprendre son dépassement... »

Elle est importante cette phrase parce qu'elle confirme deux choses :

– contrairement à ce qu'affirmait le chauffeur roumain il y a bien eu déport du camion...

Rappelez-vous, si vous avez lu mon premier livre, que cet homme avait toujours affirmé être resté bien à droite en prétendant que Sébastien aurait percuté sans raison l'arrière de son ensemble.

– Il n'y a pas eu d'erreur de conduite de Sébastien, donc plus d'excès de vitesse supposé, plus de dépassement interdit.

Et puis, il faut bien le dire, la décision d'une cour d'appel peut parfois relever du grand n'importe quoi !

Ainsi, selon le magistrat, lorsqu'on dépasse un camion, on est responsable s'il se déporte parce que, comme il est gros, on le voit mieux et qu'on aurait dû deviner ses intentions !

J'ai été abattue à la lecture des conclusions mais maintenant, avec le recul, je suis rassurée.

C'est rassurant parce j'avais réussi à éclaircir les circonstances du drame et à faire ce que mon fils me demandait : laver son honneur.

Ça ne sert à rien pour beaucoup d'entre vous mais c'est très important pour moi et ma famille entière.

Et puis, ça confirme aussi que tous les messages transmis par les différents médiums étaient exacts et pour une terre-à-terre comme moi, c'est une question d'équilibre.

Il faut bien avouer que tous les messages post-mortem reçus ont eu du mal à trouver une place légitime dans mon esprit.

J'ai eu l'occasion, depuis la parution du premier livre, de croiser la route de personnages qui m'ont fait comprendre beaucoup de choses.

Parlons d'abord de mon ressenti sur les forces de l'ordre et leur façon de travailler…

Je me suis trompée !

La vie (ou ma bonne étoile) a fait que je travaille maintenant dans le contrôle des transports et je suis souvent accompagnée de forces en tenues.

Plus particulièrement, j'ai passé la plupart de mon temps de formation initiale avec des collègues issus de la Gendarmerie Nationale.

J'ai donc pu parler avec eux de la mort de mon fils, de l'enquête, que je considère comme bâclée et surtout de mon sentiment d'injustice.

Chaque fois j'ai eu la même réponse qui confirme ce que je savais déjà :

Ils me disent que les gendarmes en charge du dossier de l'accident de Sébastien ont raté l'enquête, et ils affirment que certains de leurs collègues n'ont parfois pas les compétences, ni les moyens d'aller au bout de leur première idée.

Ceux qui ont mené notre dossier ne se sont pas démenés pour établir la vérité parce que, certainement, leur première intuition a pris le dessus sur la réalité :

Un jeune motard au guidon d'une sportive est forcément responsable...

De plus c'était beaucoup plus simple pour eux parce que la moindre part de responsabilité du Roumain aurait entraîné des conséquences administratives qui leur auraient donné un surcroît de travail.

Dans notre cas, je pense pouvoir affirmer que les gendarmes qui ont mené l'enquête ne faisaient pas partie des meilleurs éléments de la brigade.

Mes collègues m'ont aussi fait part de leur sentiment d'impuissance lorsqu'ils menaient une enquête sur un « mortel » comme ils disent.

Parfois, ils n'avaient ni le temps ni les moyens de pousser les investigations.

Par exemple dans le cas de l'accident de Sébastien, en imaginant que les enquêteurs aient manifesté leur volonté d'auditionner une nouvelle fois le chauffeur routier roumain, il n'est pas exclu qu'ils se seraient vu opposer un refus de la part du Procureur de la République.

Mes collègues, ex-gendarmes, m'ont raconté que parfois, ils passaient un temps fou sur un dossier pour le « ficeler » et le compléter par des preuves.

Et ils disaient se sentir tellement démotivés quand la justice prononçait un simple rappel à la loi au responsable.

Du coup ils s'étaient « blindés », en évitant la compassion et en prenant du recul sur le fait que les victimes soient des personnes.

Parfois je leur faisais remarquer leur manque d'humanité quand ils me parlaient de « macabé ». Ils s'excusaient et réalisaient que cette victime aurait pu être de leur famille.

Ils avouaient aussi n'avoir pas eu, pour la plupart, de préparation psychologique. Je comprends aisément que chacun d'entre eux réagisse différemment selon son propre vécu.

Concernant les chauffeurs étrangers et en particulier ceux qui viennent des pays de l'Est, j'avais également un à priori démesuré.

Encore une fois, la vie m'a démontré que j'avais tort :

Mon métier est de contrôler des routiers et je me dois d'être impartiale.

Si je suis en présence d'un chauffeur roumain, je ne dois pas le traiter autrement qu'un autre.

Le premier roumain que j'ai contrôlé était un gamin d'une vingtaine d'année.

Il était blond, il avait les yeux bleus et la même bouille d'ange que Sébastien.

J'ai d'ailleurs été un peu déstabilisée par ce regard.

Il conduisait un véhicule utilitaire de moins de 3 ,5 tonnes et n'était pas soumis à la même réglementation sur les heures de travail et de repos qu'un chauffeur poids lourd.

Il avait le visage fatigué, les traits tirés et des poches énormes sous les yeux.

Il nous a dit avoir conduit 20 h en s'arrêtant seulement deux fois un petit quart d'heure depuis son départ.

Il faisait juste un passage et ne livrait pas en France.

C'était vraisemblablement un gosse qui était exploité par son entreprise pour un salaire de misère.

Ainsi tous les chauffeurs roumains n'étaient pas des assassins et tous les gendarmes n'étaient pas des bons à rien ?

J'ai bien été obligée de changer mon opinion sur ce sujet.

J'avais besoin de connaître tous ces gens pour revenir à la réalité.

Cela m'a aidée à ne plus avoir de préjugés, ni sur les forces en tenue, ni sur les chauffeurs des pays de l'Est.

On ne peut porter un jugement sur quelqu'un que quand on est capable de faire son travail.

J'en suis bien consciente maintenant.

Recommandations

pour nos proches

J'ai souvent remarqué que mon entourage était partagé entre plusieurs sentiments face à ma douleur.

Certains ont su trouver les mots et ont pu me parler normalement...

Oui ! Normalement !

Parce que perdre un enfant ne nous rend pas différents des autres et nous avons toujours autant besoin de notre cellule amicale et familiale.

Plus que jamais d'ailleurs !

Alors dans la première année qui a suivi la mort de Sébastien, j'ai été blessée parce que certains, que je croyais proches se sont doucement éloignés. J'avais l'impression qu'ils ne m'aimaient plus, ou peut-être qu'ils ne m'avaient jamais vraiment aimée.

En tout cas ils n'étaient pas avec moi dans ces moments où j'aurais tant eu besoin deux.

Et puis j'ai compris :

Quand on est en présence de quelqu'un qui a perdu un enfant on ne sait pas comment réagir si on n'a pas soi-même vécu la même situation.

Pourtant, il y a une attitude toute simple face a des parents dans notre cas: ne pas faire de leur enfant un sujet tabou.

Pourquoi éviter de parler d'un enfant alors qu'on a tant besoin de le sentir faire partie de notre vie ?

Quand nous, parents, pouvons parler de lui ou d'elle, c'est un soulagement.

Il a existé, il existe encore il existera toujours dans nos cœurs.

Alors, ne plus en parler c'est faire comme s'il ou elle n'avait jamais fait partie de nos vies, jamais fait partie de la vôtre, comme si on effaçait un chapitre de nos vies comme si on arrachait les pages d'un livre…

Il suffit d'un rien, évoquer un souvenir avec lui, raconter quelques anecdotes, continuer de rire ou sourire en pensant à des moments de vie que vous avez eu en commun et qui vous ont amusé. Parler de l'accident aussi n'est pas si difficile que vous pouvez le penser, c'est même plutôt libérateur.

Chaque parent est différent, et bien sûr, selon le lien que vous avez avec lui vous savez si vous pouvez-vous permettre ce sujet dans une conversation.

Il y a aussi quelque chose qui est très difficile à entendre : c'est la comparaison !

Ça ne nous aide pas de savoir que votre voisine, votre amie, votre tante, votre grand-mère a perdu aussi un enfant.

Ça ne nous aide pas de savoir que vous avez été triste parce que vous avez perdu votre chien. La douleur n'est pas comparable, parce que je pense que selon les individus, elle a juste deux ressentis possibles : elle est supportable ou elle ne l'est pas.

Je ne sais pas si je me fais bien comprendre ?

Imaginez que vous vous tapiez avec un marteau sur le bout du doigt. Vous avez super mal ! la douleur fait monter les larmes à vos yeux, et là vous entendez quelqu'un vous dire :

« à bah moi, l'autre jour je me suis claqué le genou contre le coin du meuble ».

À ce moment-là vous avez juste envie de dire :

« mais qu'est-ce que tu veux que ça me fasse ? »

Quand on côtoie des parents endeuillés je pense qu'il faut juste écouter et suivre une conversation normale.

La mort fait partie de la vie, je l'ai compris maintenant, mais beaucoup trop de personnes autour de moi sont restées mal à l'aise avec ce sujet.

Ça m'aurait tellement aidé de pouvoir parler de ça avec eux.

Ma vie autrement…

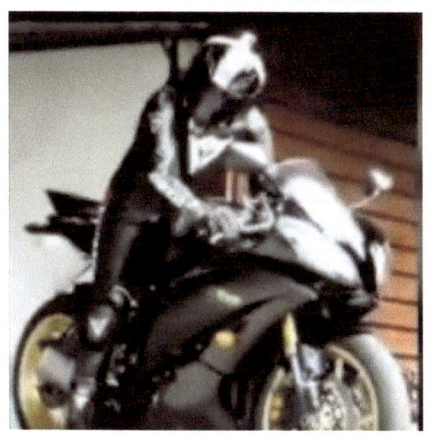

Lorsqu'on perd quelqu'un de très cher, on se dit que continuer sans lui relève de l'impossible et on craint surtout que tout s'arrête pour lui après la mort.

Et si, après la vie, il n'y avait plus rien ?

Et si, quand on est mort, on était dans le néant ?

Ce sont toutes ces suppositions qui rendent la situation insupportable.

La médiumnité sert, à mon sens, à rassurer sur l'après-vie.

Ensuite, quand on sait que leur énergie continue, il n'est pas nécessaire d'aller consulter un médium qui va donner des messages qui, pour la plupart, sont déjà connus

Un défunt présent va faire des signes et je n'ai pas besoin d'un médium pour « imaginer » donc ressentir ce que mon gamin aurait dit ou fait dans telle ou telle situation.

Lorsque j'ai parlé pour la première fois avec Marie-Laure Perron, médium, elle ne connaissait pas Sébastien.

Tout ce qu'elle m'a dit ce jour-là m'a surprise parce que les mots utilisés et l'intonation étaient ceux de Sébastien.

Maintenant je la connais, elle me connaît et surtout elle sait à peu près tout sur mon fils.

Les messages de médiums qui me font du bien sont ceux qui parlent d'un endroit où je suis allée la veille, d'une chose que j'aurais faite quelques jours auparavant

« il va bien »,

« Il pense que tu devrais te reposer »,

« il est heureux de te voir rire »

ne sont pas des messages bluffants puisque je sais déjà tout ça.

Il est important pour moi de vous dire tout ça.

Si vous allez voir un médium, posez la photo et c'est tout !!!

Parce que si vous dites la moitié des choses, il ou elle n'aura plus qu'à compléter et à vous dire ce que vous avez envie ou besoin d'entendre et ça ne vous rassurera pas vraiment.

Vous avez besoin de savoir si votre être cher est encore avec vous, et vous le connaissez assez pour savoir ce qu'il aurait pensé.

Je me trompe ?

Notre devoir, lorsqu'on a compris que leur énergie est encore présente, c'est de les respecter.

Les respecter c'est être attentif à ce qui nous entoure, c'est vivre et c'est rire !

Oui je sais que certains d'entre vous s'en interdisent parce qu'ils ont honte.

Mais cette honte d'être joyeux n'est-elle pas plutôt par rapport au jugement possible de votre entourage ?

Vous pensez sincèrement qu'en pleurant du matin au soir vous ne leur faites pas du mal à eux aussi ?

Et votre défunt, ne pensez-vous pas qu'il préférerait vous voir heureux ?

Être heureux ce n'est pas nager dans le bonheur.

C'est profiter de ce morceau de vie qui nous reste pour exister, pour faire honneur à ceux qui sont partis avant nous et surtout pour partager de bons moments avec des gens que nous aimons, puisque maintenant nous savons que chaque minute compte.

Si après sa mort j'ai décidé de continuer de vivre autrement avec mon enfant, c'était d'abord pour ne pas rajouter une douleur supplémentaire à mes proches, mais aussi parce que j'ai tout de suite su que c'était ce que Sébastien désirait le plus.

Je sais rire, faire le clown, emmener mon entourage dans mes pitreries et j'attends patiemment l'instant où je pourrais rejoindre mon fils.

Et puisque je n'ai aucune idée de la durée qu'il me reste à vivre ici, je fais en sorte que ma vie se passe bien.

Je n'ai pas eu de regrets quand Seb est mort parce que j'avais fait et dit tout ce qui était possible en sa compagnie .

Sa mort n'a pas arrêté notre amour.

Je veux ne pas avoir de regrets non plus à ma mort et être fière d'avoir utilisé le temps qu'on m'avait donné, avec lui physiquement et ensuite avec lui autrement pour continuer de profiter de ma vie.

À l'heure où j'écris ces lignes, huit ans se sont écoulés depuis la mort de Sébastien.

Les étapes du deuil sont différentes pour chacun, selon les croyances, la force intérieure et la façon dont on a été préparé au drame.

Malgré tout, pour ceux qui restent, on retrouve plusieurs phases :

– la colère,

– l'incompréhension,

– le sentiment d'abandon,

– la recherche d'explication

et puis la force de continuer sa vie.

Je suis convaincue que depuis sa naissance, j'ai été préparée à la mort de mon fils.

Je ne suis pas ce qu'on appelle une mère poule, je ne m'occupe pas des « affaires » de mes fils.

Si mon aîné Nicolas me raconte parfois des petits secrets, c'est simplement parce qu'il a confiance en moi.

Depuis leur enfance mes fils et moi avions une relation spéciale.

Nous parlions de nous en disant « notre bulle » et nous étions très proches.

Pourtant j'éprouvais toujours une grande inquiétude pour Sébastien alors que je ne me faisais jamais de souci pour Nicolas.

Comment expliquer cela ?

Il n'y avait jamais eu de préférences de ma part et je disais toujours que mes enfants étaient mes poumons : est-ce possible de préférer son poumon droit à son poumon gauche ?

Voilà, mon amour maternel est comme ça, indéfinissable et entier.

Je n'avais pas à choisir et c'est pourtant le sentiment que j'ai eu quand Sébastien a quitté notre bulle.

Il me semblait que j'avais le choix entre partir avec Sébastien ou rester avec Nicolas.

N'empêche que je ne sais toujours pas quelle force j'ai pu trouver pour lui survivre et plus encore pour continuer à le faire vivre à travers moi.

Après l'accident, j'avais pensé que je ne serai plus jamais heureuse, que je ne partagerai plus avec mes amis ou ma famille ces fou-rires à nous en faire mal au ventre.

J'étais persuadée que ma vie allait bientôt s'arrêter et que j'irai vite rejoindre mon enfant parce que je n'avais plus envie de cette vie-là.

Un seul être vous manque... et tout est dépeuplé.

J'avais pu mesurer la profondeur de cette citation de Lamartine.

Le manque de lui me faisait mal à en crier et je me sentais tellement seule avec ce sentiment que personne d'autre ne comprenait ma douleur. Pourtant je ne me laissais pas aller :

J'avais commencé une thérapie, bien utile pour analyser la bataille entre mon envie de vivre et celle de mourir.

J'avais créé l'association « Ailes et Sébastien » pour venir en aide aux personnes endeuillées.

Et surtout j'avais rencontré des gens comme moi, des écorchés vifs, des amputés de la vie.

Comment est-il possible que huit années soient passées sans lui alors que je ne concevais pas une journée sans un appel de sa part ?

J'ai la réponse maintenant et même si elle surprend ou si elle laisse septiques certains d'entre vous : je ne vis pas sans lui ! Je vis avec lui autrement.

Il n'y a pas une minute, pas une seconde où il ne soit présent dans mon esprit, mais il y a beaucoup plus...

Moi la cartésienne, j'avais dû me rendre à l'évidence : la vie après la vie existe bien et mon fils pouvait toujours communiquer avec moi.

Oh bien sûr, nous ne pouvons plus avoir nos grandes conversations, mais je peux savoir s'il est heureux, s'il est fier de moi ou s'il est présent, par moi-même ou grâce aux médiums que j'invite à l'association.

Je souris à l'idée que je puisse écrire une chose pareille moi qui avais tant bougonné sur Sébastien parce qu'il croyait à « ces choses-là »

Et puis je me suis aperçue d'une chose. J'avais lâché prise et j'avais donc ouvert la porte du possible.

Lorsque Sébastien est mort, j'ai refusé un bon moment de croire que la communication avec l'au-delà était possible.

En fait j'avais terriblement peur d'être déçue.

Tous ces signes qu'il me balançait ne trouvaient pas de sens à mes yeux et je tentais toujours de trouver une explication à ce que je venais d'entendre ou voir.

Aller rencontrer un médium était pour moi tellement absurde!

J'avais entendu parler de tromperie, d'abus de confiance et j'avais une grande méfiance parce que je savais que certains charlatans n'hésitent pas à abuser de la détresse des personnes endeuillées.

J'étais terre-à-terre et je le suis restée.

On ne peut toujours pas me faire croire n'importe quoi au prétexte que ce serait Sébastien qui s'exprimerait.

Lorsque mon association invite des intervenants (astrologue, hypnotiseurs, médiums) elle prend en charge leurs frais de transport, d'hébergement et de restauration. C'est pourquoi nous faisons régler un petit droit d'entrée.

Les invités interviennent donc bénévolement en public mais parfois, ils acceptent de proposer des consultations privées payantes pour le consultant.

Ce sont des professionnels et je trouve normal que leur travail soit rémunéré ainsi.

Néanmoins, j'ai mis de côté systématiquement ceux qui, par exemple, exigeaient un certain nombre de rendez-vous privés payants pour accepter d'intervenir gratuitement en salle pour le public.

J'ai su (ou plutôt Sébastien a su) déceler les intervenants mal intentionnés.

Ils n'étaient pas nécessairement méchants et la qualité de leur travail n'était pas mauvaise. Seulement ils s'étaient laissés piéger par l'appât du gain.

Ainsi, je pense m'être entourée de belles personnes qui m'aident à aider les autres.

Vous pensez certainement que j'ai de la chance de côtoyer des médiums parce que ça me permet d'avoir des messages de Sébastien régulièrement.

C'est vrai, mais je vais vous dire une chose qui va peut-être vous surprendre :

je n'ai plus vraiment besoin d'eux !

Je suis ravie bien sûr quand un médium me délivre un message de mon fils, mais je demande rarement.

En fait, j'ai compris maintenant que nous n'avions plus besoin de personne pour communiquer.

Certaines fois, surtout quand je suis triste, je ressens sa présence.

Au début c'était un frisson, comme si quelque chose frôlait ma peau et très souvent sur la nuque.

Maintenant c'est une différence de température très nette entre le côté où il se positionne et le côté où il n'est pas.

J'ai pris conscience de ça parce qu'un soir, en compagnie de Marie-Laure Perron, médium et marraine de mon association, j'ai senti une chaleur douce et enveloppante sur mon bras droit, alors que ma main gauche était gelée.

Alors que je ne lui demandais rien, Marie-Laure m'a dit :

– il est à côté de toi, tu n'as pas plus chaud du côté droit?

Les plus suspicieux vont certainement penser qu'elle avait une chance sur deux de se tromper de côté, mais moi je sais qu'elle a vu mon fils au moment même où je l'ai senti.

C'est surprenant mais tellement rassurant pour moi.

Dans les premiers temps je ressentais une certaine frustration.

Son corps physique me manquait.

Je n'ai pas fait le deuil de mon fils parce que c'est impossible, mais je peux vous assurer que j'ai fait le deuil de son enveloppe corporelle.

Et puis en dehors de cette « impression » de présence, il y a tous ces signes.

Vous savez de qoui je parle?

Ces événements ou épisodes de vie inexplicables qui surprennent tant et qui nous font dire :

– quelle coïncidence !

Depuis huit ans je vis avec ces manifestations dans la maison, dans la voiture ou partout autour de moi.

Je n'ai jamais vu d'objet bouger, de meubles se déplacer.

J'ai un grand respect pour ceux qui disent l'avoir vécu mais moi, non.

Quand je parle avec les personnes qui assistent à nos conférences, ils sont nombreux à me demander de raconter les signes de Sébastien.

J'en avais écrit quelques-uns dans mon premier livre mais mon entourage m'avait fait remarqué que j'en avais oublié beaucoup !

Alors petit à petit, je me suis mise à noter tous les petits et gros signes que j'avais la chance de recevoir.

Certains d'entre vous me disent n'avoir aucun signe de leurs défunts. Je ne peux rien affirmer, mais je pense sincèrement que vous en avez et que vous les bloquez parce que vous pensez qu'un signe, c'est forcément un gros truc qui saute au nez et que vous ne pouvez pas rater. Les signes de Sébastien ont été très fort et sans équivoque au tout début parce que, lui qui était passionné par le paranormal, savait par nos longues discussions avant son accident que j'avais besoin de preuves.

Une plume d'oiseau qui virevolte, un caillou avec une relative forme de cœur : tout ça est très beau mais ce n'était pas suffisant pour que je pense que ça puisse venir de Sébastien. Les oiseaux perdent leurs plumes et les cailloux ont toutes les formes possibles… Je partais de là, je partais de très loin !

J'ai bien été obligée de changer d'avis. Je vais vous détailler chaque événement que Sébastien m'a fait vivre avec l'honnêteté que vous me connaissez mais aussi avec ce trop grand recul qui m'a empêché de comprendre plus tôt. Je ne prétends pas vous convaincre, je n'ai pas envie d'imposer la façon de penser qui est la mienne maintenant. J'ai décomposé la suite de ce livre en trois catégories :

– Les messages aux médiums

– les signes

– les synchronicités

Acceptez ce récit sur les preuves de présence de Sébastien telles que je les ai analysées. Prenez-les comme un espoir, je vous les offre avec bonheur.

Les messages aux Médiums

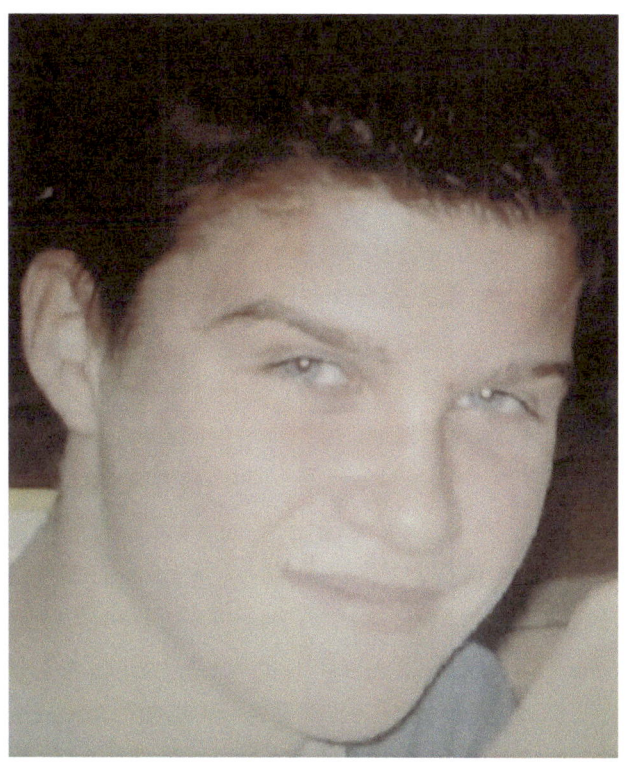

Alain Joseph Bellet

Vous avez pu lire que ma rencontre avec Mr Bellet, médium reconnu et très demandé en Bretagne, avait été programmée depuis bien longtemps.

Bien qu'il n'ait pas été le premier à entrer en contact avec Sébastien, il a été pour moi la personne la plus surprenante.

Parce que c'est bien le mot qui convient : Mr Bellet est surprenant !

Il y a eu, tout d'abord, cette première rencontre en conférence chez lui ; c'est ce contact hors du commun que je raconte dans mon premier livre.

Mais aussi et surtout, il y a ce charisme, cette aura qu'il dégage.

J'ai une grande admiration et un profond respect pour lui et Sébastien l'a bien compris. J'ai tenté de l'inviter au sein de mon association mais lorsque je lui avait fait ma demande, il était en écriture de son troisième livre et n'avait pas énormément de disponibilités.

Nous avions donc convenu, d'un commun accord, qu'il viendrait dans l'Aube en 2018. Nous étions en 2016... ça paraissait très loin.

On aurait pu penser que je serai sans nouvelles de lui pendant près de 2 ans. Pourtant, Sébastien en a décidé autrement.

Une première fois, alors que je venais de vivre une conférence éprouvante où la médium présente m'avait littéralement démoralisée (elle avait sous-entendu que Sébastien était en colère contre moi) j'ai eu la surprise de recevoir un appel de Mr Bellet.

Il m'a dit :

« je ne sais pas trop comment faire, Sébastien me casse les pieds pour que je t'appelle. Il me dit qu'il n'aurait jamais dit ça, que c'est faux, qu'il t'aime et que bien sûr il avait envie de te parler mais la médium ne l'a pas entendu…

Tu sais Nathalie, c'est rare que je donne des messages par téléphone, mais il a tellement insisté ! »

J'étais en larmes, mais cette fois c'était de soulagement.

Comment aurait-il su que j'étais si triste si ce n'était pas Sébastien qui le lui avait dit ?

Alain-Joseph m'a expliqué qu'un médium est un canal entre les vivants et les défunts. De ce fait, comme quand on utilise le bouton de réglage d'une radio pour capter la bonne fréquence, le défunt abaisse son taux vibratoire et le (ou la) médium élève le sien : ainsi ils sont sensiblement sur la même fréquence et peuvent communiquer.

Il en a déduit que la médium n'était pas sur le même plan que Sébastien et qu'elle ne l'avait tout simplement pas capté.

Par contre, elle avait menti sur le fait que Sébastien n'aurait pas été en désir de me laisser un message puisqu'elle ne l'avait pas entendu du tout, et c'est là qu'Alain Joseph avait dû intervenir pour remettre les choses en ordre.

Je pense qu'il « capte » bien Sébastien et il est aisé pour mon fils de lui faire passer un message.

Une autre fois, alors que la date de la venue d'Alain-Joseph dans mon association approchait, je l'avais appelé pour des questions d'hébergements et de transport.

Pendant notre conversation, j'avais pris les lunettes de soleil de Seb dans ma main et je les faisais tournoyer entre mes doigts.

Quelle surprise quand le médium me dit :

« Ton fils dit que tu peux lâcher ses lunettes et qu'elles ne sont plus à la mode ! »

J'ai relâché les lunettes, un peu surprise et surtout très amusée. Je reconnaissais bien l'humour de mon gamin. Et puis là, je voulais des preuves, j'en avais !

Nous parlions de choses et d'autres et sa voix changea d'intonation.

Il prit un ton qui se rapprochait de celui de mon fils pour me dire :

« Dis à Nico qu'elle a rien compris, elle n'a pas traduit exactement ce que je disais, ça a tout changé »

Il m'expliqua que Sébastien avait vu son frère sortir en colère, un dimanche, de la salle de conférence où une médium intervenait et qu'il en voulait à

Seb d'avoir parlé d'un problème de poids devant tout le monde.

En fait, Alain Joseph m'expliqua que Sébastien félicitait son frère parce qu'il avait réussi à arrêter de fumer en rajoutant, « c'est dommage que ça t'ait fait prendre du ventre »

La médium en salle n'avait pas parlé de la cigarette et juste de la prise de poids.

Quand j'en ai parlé avec Nicolas plus tard, il m'a confirmé qu'effectivement, il avait été vexé par les propos de son frère et qu'il avait quitté la salle en colère.

Je n'étais pas au courant de cet épisode avant qu'Alain Joseph ne m'en parle.

La venue de ce grand médium a été annulée pour raison de santé et j'ai donc décidé d'aller le rencontrer en consultation privée.

Ça a été magique !

Il y a eu des détails, des messages d'amour pour son frère et pour mon mari.

Il y a eu des intonations, des mimiques et le doute n'était pas possible.

Je ne peux pas raconter toute la consultation, car je la considère comme un cadeau personnel que Sébastien m'a fait.

Je relate juste un passage qui m'a laissée sans voix.

À un moment Alain Joseph, qui je le rappelle, n'est jamais venu chez moi me dît :

« Chez toi, on entre par un couloir.

A droite il y a un placard et à gauche un porte-manteau…Il te voit Seb quand tu enfouis ton visage dans son blouson qui est sur le porte-manteau. Il dit que tu es triste parce que ça ne sent plus rien ! »

Effectivement mon entrée est exactement comme il l'a décrite, tout comme l'emplacement du blouson de Seb.

Et chaque fois que je passe, je mets mon visage dans l'intérieur de son blouson.

Au début, je sentais son parfum encore bien présent et maintenant je sens seulement l'odeur du cuir et ça me contrarie un peu.

Ce jour-là, Alain-Joseph Bellet a eu aussi une image surprenante et s'est écrié : « Qu'est-ce que c'est que ce caleçon ? »

Il était plié de rire.

J'étais très gênée mais tellement amusée !

Sébastien venait de lui montrer un caleçon humoristique avec une photo d'un sexe masculin. De retour d'un voyage en Italie, j'avais offert un de ces caleçons rigolos à chacun de mes fils.

Quelques semaines avant notre entretien privé, Nicolas avait participé à une course de motos anciennes et sur son stand, il avait étendu les deux caleçons…

Mr Bellet a assez d'expérience et de recul pour analyser les messages qu'il reçoit et les transcrire fidèlement et cette image l'a fait bien rire !

Ce que je retiens de mes nombreuses conversations avec lui c'est que, d'une part, Sébastien est bien présent dans mon parcours, et d'autre part, que certains médiums que j'invite à l'association peuvent commettre quelques petites erreurs d'interprétation selon leur état de fatigue ou de concentration du moment.

À nous, qui connaissons mieux que quiconque nos proches décédés, de ne pas prendre à la lettre tout ce qu'un médium tente de transcrire. À nous de faire la part des choses et de remettre les choses dans le bon ordre.

Airald Gaglio

Airald fût le premier médium que j'ai osé rencontrer après Marie-Laure Perron.

Notre rencontre est arrivée à un moment où j'avais besoin qu'un autre médium confirme ce qu'elle m'avait dit.

Je ne doutais pourtant pas de la sincérité de ses messages, mais je craignais tellement qu'elle n'ait pas tout compris sur ce que Sébastien avait transmis.

J'avais vu un reportage sur une chaîne de télévision et les journalistes avaient suivi Airald tout au long d'un week-end, alors qu'il intervenait pour une association comme la mienne à La Rochelle.

Le reportage avait montré Airald en consultation privée et le témoignage de la personne qui avait eu la chance d'avoir un message personnel lors de sa consultation m'avait donné envie de le rencontrer.

J'ai pris rendez-vous avec lui sur un coup de tête.

J'avais pour mon travail une réunion à Paris le matin et je me suis dit que j'allais utiliser mon temps libre de l'après midi pour rencontrer un médium.

Airald m'a reçue avec un grand sourire, mais il était très sérieux et en entrant chez lui j'ai eu une légère appréhension.

Il était loin de l'énergie débordante de Marie-Laure et assise en face de lui je me sentais intimidée.

Il a pris un papier et a noté un prénom :

– c'est qui Sébastien ?

– c'est lui, c'est mon fils

– Et Julie c'est qui ?

– c'est sa petite amie.

Ouah, deux phrases et mes doutes étaient envolés !

Il ne connaissait rien de moi, ni de Sébastien.

J'avais posé sa photo sans rien dire.

Ensuite, Sébastien a parlé sur son accident et a confirmé qu'il avait été surpris par le fait que le chauffeur routier déboîte sans qu'il ait le temps de l'éviter.

 il raconte :

« Après le choc j'étais en colère, je me suis relevé et j'ai voulu aller engueuler le mec, il ne parlait pas français .

J'avais envie de lui mettre mon poing dans la gueule et je me suis vu par terre. J'ai compris que j'étais mort ! »

Il a rajouté : « J'ai pensé à toi, à Nico et à ma chienne »

Airald m'a parlé d'amis de Sébastien que je ne connaissais pas et de ma mère.

Sébastien a dit qu'il la voyait dans un fauteuil près d'une porte-fenêtre et qu'elle était souvent seule.

Lorsqu'il a donné ce détail, j'ai pensé que le fauteuil en question ne se trouvait pas vraiment vers la fenêtre.

Lorsque je suis retournée chez ma mère, elle avait changé son fauteuil de place et il était exactement à l'endroit que Sébastien avait montré à Airald.

Ce médium est sincère, honnête et bienveillant et il reste l'un de mes préférés.

Marie-Laure Perron

Elle a été la première que j'ai contactée, la première à me rassurer sur la vie après la vie.

Malgré mes réticences, elle a su apprivoiser ma peur et me délivrer des messages simples qui ne me laissaient aucun doute sur leur authenticité.

Grâce à elle, j'ai pu m'intéresser un peu plus à la médiumnité.

Nous sommes devenues amies, comme je l'ai déjà raconté dans mon premier ouvrage et grâce à cette amitié nous avons fait en sorte de nous voir le plus souvent possible.

À chaque rencontre nous reprenons presque nos conversations comme si nous nous étions quittées la veille.

Comme nous nous sentons bien ensemble, nous avons organisé des conférences, des événements et j'ai eu la chance d'être invitée en première partie de ses séances de médiumnité en salle, au sein d'autres associations.

Ces moments de rencontres ont été presque tous été ponctués de signes ou de messages de mon fils.

Outre ce qu'elle m'a transmis lors de notre tout premier rendez-vous privé, elle a réussi à capter Sébastien a de très nombreuses reprises.

Lors de la toute première conférence organisée par l'association « Ailes & Sébastien », Marie-Laure s'est adressée à Julie, la compagne de mon fils, avec des termes et des détails très précis.

Elle lui a d'abord dit que Sébastien demandait ce qu'elle avait fait à ses cheveux ?

Marie-Laure n'avait jamais vu Julie auparavant et ne savait donc pas qu'au moment de l'accident de Sébastien, la chevelure de sa chérie était plus longue et de couleur plus foncée.

Pour bien prouver que mon fils était au courant de ce que sa compagne pouvait faire, elle rajouta :

– Il me dit que tu as quelque chose de personnel à lui dans ton sac... qu'est-ce que c'est ?

Julie, en pleurs, mit alors son sac sur ses genoux et en sortit le dernier T-Shirt porté par mon fils, encore imprégné de son odeur !

L'émotion était palpable et toute la salle avait les larmes qui montaient.

Le 23 juillet 2014, triste deuxième anniversaire de l'accident, Marie-Laure me contacta par téléphone.

Elle était enjouée et parlait très vite, très excitée de ce qui venait de se passer.

Elle me raconta qu'elle ne consultait jamais le répondeur de sa ligne téléphonique fixe puisque ses consultants avaient seulement son numéro de portable.

Elle ne peut pas s'expliquer pourquoi, mais elle me dît avoir eu envie de « vider » les messages.

Son téléphone affichait les numéros des appelants et elle fut attirée par un numéro d'une longueur interminable.

Au lieu de supprimer sans s'y intéresser, elle l'écouta…

Quelques grésillements se firent entendre et puis, très distinctement, elle entendit : « CONFIANCE !! »

Elle comprit de suite que ce message avait un rapport avec Sébastien.

Quand elle me raconta cet événement troublant, je lui demandai de préciser le numéro de l'appelant.

Je l'ai composé et il ne correspondait à aucun abonné.

Elle m'envoya une photo du cadran de son combiné et ce qui y était inscrit ne me laissa aucun doute : c'était le 23 juillet 2014, à 18 h 15.

L'accident de Sébastien avait eu lieu le 23 juillet 2012 à 17h08 et son décès avait été constaté par le médecin sur place à 18h15 !

Nous avons fait le rapprochement entre ce que nous entendions et ce qu nous ressentions.

Nous étions toutes les deux très intéressées par la trans-communication instrumentale (TCI)

Moi, pour mettre une preuve concrète sur ce que les médiums me disaient et elle, pour pouvoir appuyer ses dires, pour m'aider à croire sans réserve que Sébastien pouvait encore communiquer avec nous.

La TCI, c'est une pratique qui permet d'enregistrer sur une bande son, des voix de l'au-delà en se servant d'un fond sonore.

À l'écoute, il est fréquent d'entendre des brides de phrases et des mots qui souvent répondent à une question que l'on a posée.

C'était vraiment un sujet qui nous intéressait, mais nous n'avions pas de résultats probants.

Chaque fois nous nous découragions.

Ce soir-là, le mot « Confiance » entendu nous a donné la pêche.

Marie-Laure a, depuis, créé à son tour une association… elle s'appelle « Confiance ».

En décembre 2014, j'ai édité mon premier livre et en octobre suivant, Marie-Laure, qui, avec son association organisait un salon du bien être et de la voyante en Gironde, m'invita pour que j'anime 2 conférences dans le week-end et pour que j'y participe également en tant qu'exposante pour vendre mon ouvrage et dédicacer des exemplaires.

Alors que je venais de m'installer dans la grande salle, après avoir disposé quelques livres sur une petite table, je vis un jeune homme approcher de moi.

Il avait un blouson noir et tenait un casque de moto dans la main. Il traversa la salle en me fixant, ne regarda pas le livre, et me dit :

– Bonjour, je m'appelle Sébastien ! » Puis il s'éloigna… J'étais troublée.

Quelques minutes plus tard une petite fille s'approcha avec sa maman et regarda la couverture du livre. Elle me dit :

– il est trop beau !

Elle laissa sa maman engager la conversation avec moi et je l'entendis fredonner cette chanson que Sébastien s'amusait souvent à chanter à sa chérie. C'était la chanson d'Aladdin : « le rêve bleu »

Sa maman s'étonna :

– Qu'est-ce que tu chantes ?

– Je ne sais pas, répondit la petite fille

Et comme je leur précisai de quelle chanson il s'agissait, la maman s'étonna :

– On ne l'a jamais vu ce film !

Sébastien aimait bien chanter et souvent il prenait un micro et s'amusait comme un enfant à chanter toutes sortes de chansons.

Les trois chansons qu'il m'avait raconté avoir mimées pour Julie étaient :

– Le rêve bleu

– Le coup de soleil de Richard Cocciante

– Magnolia for ever de Claude François.

Le salon se tenait sur deux jours.

Le lendemain matin, j'accompagnai Marie-Laure sur le marché pour prendre la commande de pain à la boulangère qui y avait un emplacement.

Quelle ne fût pas ma surprise de l'entendre chanter :

– Des magnoliaaaas, par centaiiiines…

Et ce qui m'amusa le plus c'est qu'elle ponctuait par « Boum, Boum… » chaque baguette qu'elle mettait dans le sac !

Puis alors que nous nous dirigions vers la salle, en passant devant une enseigne, nous entendîmes la chanson de Richard Cocciante.

Mes yeux étaient pleins de larmes tellement j'étais émue.

Ce jour-là Sébastien m'a prouvé qu'il était bien avec moi.

Souvent, lorsque j'ai vraiment le moral au plus bas, j'appelle Marie-Laure.

Un matin, alors que je venais de lui envoyer un message pour qu'elle me remonte le moral, elle me rappela et commença à me parler tout en s'affairant à autre chose.

Elle se trouvait chez son grand-père.

Je lui fis part de mon mal-être en lui disant que je doutais par moment de la réalité d'une vie après la vie.

Parfois, lorsqu'on est au plus mal on doute de tout et c'était le cas ce jour-là.

Marie-Laure commença à me répondre en me disant qu'elle aimerait que je ne doute plus et qu'elle voudrait bien que quelque chose de concret me prouve que, quand elle me donnait un message de Sébastien, c'était bien ce qu'elle avait entendu.

Soudain elle arrêta de parler puis me dit :

– attends, il y a papy qui ronchonne…

Elle avait ses écouteurs, donc elle alla rejoindre son Grand-père pour savoir ce qu'il se passait.

Il lui dit qu'il était embêté avec son imprimante. Papy était en train d'écrire un article pour une commémoration en l'honneur des anciens combattants de la première guerre mondiale et il ne comprenait pas ce qui arrivait à cette fichue imprimante.

La feuille sortit enfin et Marie-Laure s'écria :

– Non !!! Alors là il est fort ton fils ! Attends, je raccroche et je t'envoie une photo de ce qui vient de sortir de l'imprimante !

Quand j'ai reçu la photo je n'en ai pas cru mes yeux !

Les écrits de Papy avaient été imprimés avec une mise en page impossible à réaliser à moins d'y passer un temps fou… Chaque ligne était décalée par rapport à la précédente pour former un énorme « S » au milieu de la page et ensuite le reste des lettres du mot « Surprise » …

Incroyable !

Avec Marie-Laure, Sébastien parvient à m'envoyer de belles preuves à chaque fois que je suis démoralisée.

Elle me dit qu'il l'aide personnellement dans ses choix et je suis heureuse que mon fils l'ait mise sur mon chemin.

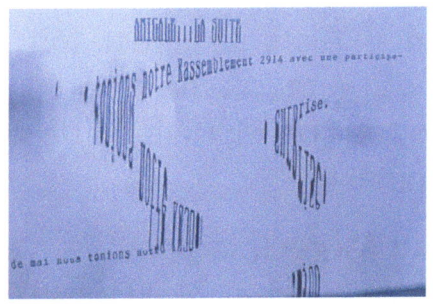

Jean-Marie Cahart

C'est le seul médium que j'ai accepté de recevoir à l'association sans l'avoir invité. Habituellement, je choisis les intervenants, par recommandation d'une association amie ou d'un autre médium.

Dans le cas de Jean-Marie, j'ai pris le temps de lire un mail qu'il m'avait envoyé, alors que systématiquement, je supprimais les demandes d'invitations spontanées.

Il m'expliquait être capable de communiquer avec les défunts et proposait de venir animer une conférence pour l'association.

Bizarrement j'ai accepté tout de suite et nous avons réglé l'organisation de sa venue principalement par mail.

Le jour de la conférence, il est arrivé en fin de matinée. Nous étions en juin et le temps était orageux.

Nous avons tout de suite sympathisé .

Il est entré à la maison et j'avoue avoir été troublée lorsqu'il a souri parce qu'aussi étrange que ça puisse paraître, il a la même dentition que Sébastien !

Au fur et à mesure de notre conversation, j'ai pu constater qu'il était également né la même année que lui.

Mon mari était en train de travailler sur la voiture de Michel, un ami.

Cet ami porte un nom très connu puisqu'il est le fils du constructeur Ettore Bugatti.

Jean-Marie était assis en face de moi et il me raconta la situation farfelue qu'il avait vécue le matin même sur le trajet pour venir chez moi :

« J'étais parti de chez moi depuis 1 h environ quand il a commencé à pleuvoir. C'est à ce moment-là que je me suis aperçu que j'étais parti en sandalettes ! Et pire, je n'avais pas emporté de chaussures fermées !

Je me suis donc arrêté dans un magasin de chaussures et j'ai cherché mon bonheur.

J'ai été attiré par une paire de belle chaussures en cuir, elles étaient chères mais « on » me disait de les prendre en rajoutant que je comprendrai pourquoi bientôt. Alors je les ai achetées ! »

Il était content de me les montrer et rajouta :

« c'est pas n'importe quoi, c'est la marque Bugatti ! »

J'étais amusée par cet enchaînement d'événements et quand je lui ai dit qu'une Bugatti était dans le garage, il était tout heureux d'avoir compris pourquoi « on » l'avait poussé à acheter cette paire-là !

Puis en regardant au-dessus de moi, il me dit ;

– Seb est à côté de toi et il te pose un chapeau marron sur la tête. Il est de la même couleur que la couverture de ton livre.

Je comprenais très bien l'allusion au chapeau parce que sa meilleure amie lui en avait acheté un pour son anniversaire. Mais la couverture de mon livre est bleue... pas marron.

L'explication arriva immédiatement :

L'après-midi, il était convenu que j'assure la première partie en présentant mon livre.

Une séance de dédicace était prévue mais la commande de 25 exemplaires que j'avais passée une quinzaine de jours auparavant avait pris du retard .

J'expliquai donc à Jean-Marie que c'était dommage mais que j'allais distribuer des flyers avec le nom des sites où on peut commander mon livre, puisque je n'en avais plus en stock.

Quelqu'un frappa à la porte.

C'était la factrice avec mes livres !

Ouf ! j'étais soulagée.

Et je vous laisse imaginer ma surprise en ouvrant le carton et en découvrant que la maison d'édition s'était trompé dans la couleur de la couverture : les livres étaient marrons !

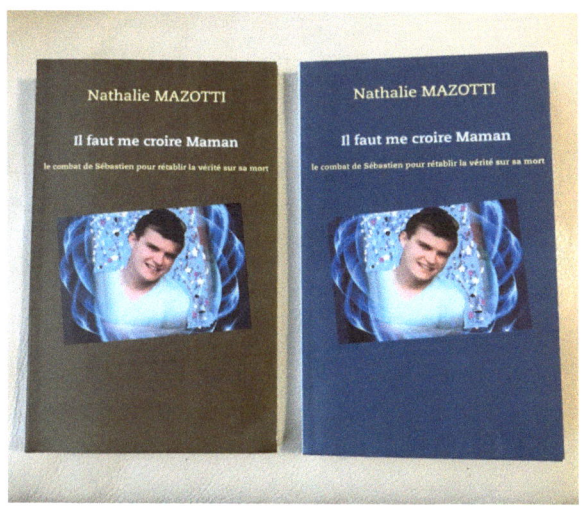

Nous sommes fréquemment en conversation au téléphone avec Jean-Marie parce que j'aime bien sa façon de me rassurer, de délivrer les messages et de soulager la peine des personnes endeuillées.

La même année, au début décembre, il m'appela pour préparer une conférence que je devais faire avec lui dans les Ardennes.

Il était environ 20 h et j'avais installé mon sapin de Noël la veille pour que mes petites filles, Anaé et Maélys puissent le décorer le dimanche.

J'étais assise sur mon lit et j'avais recouvert mes jambes de la couette qui appartenait à Sébastien.

Jean-Marie me dît :

– Seb demande si t'es bien dans sa couette ?

Ça m'a fait rire et il a rajouté :

– Il se moque de ton sapin ! Il dit « Tu comptes le laisser sans boules et sans guirlandes ? »

J'avais tant besoin de messages comme ceux-là en cette fin d'année !

Jean-Marie vient régulièrement animer des conférences pour mon association et il m'arrive de le rejoindre pour assurer la première partie de sa médiumnité en salle un peu partout en France.

Le dernier beau message qu'il m'ait donné date de février 2019.

Il était venu chez moi en conférence le dimanche et comme je n'avais pas spécialement demandé de message de Sébastien, je n'en avais pas eu.

Avant de partir pourtant, Jean-Marie m'a dit que mon fils avait été présent tout le long de la conférence et qu'il allait bientôt me montrer sa présence par un papillon.

Mon côté terre-à-terre pensa alors que, forcément, le printemps étant proche, j'allais un jour ou l'autre voir un papillon, mais je n'étais pas sûre de croire qu'il serait envoyé par Sébastien.

Le lendemain, je repartis pour la semaine complète en formation à Clermont-Ferrand.

J'y étais depuis le mois de septembre et nous étions un petit groupe de 4 personnes à qui j'avais raconté les anecdotes des médiums rencontrés depuis la mort de mon fils.

Je leur avais parlé du fameux papillon.

Après les cours, nous avons décidé de sortir de notre hôtel pour aller faire un tour en ville.

C'est là que nous l'avons vu, devant la porte d'entrée, comme posé là pour moi ! Un gros papillon bleu en fer.

C'était un genre de décoration qu'on accroche au mur.

Comme pour me faire comprendre que c'était bien Sébastien qui était à l'origine de tout ça, nous avons aussi trouvé, quelques mètres plus loin, un tas de billets de Monopoly.

Aux obsèques de Sébastien, chacun de ses proches avait décidé de lancer dans sa tombe un objet ou un mot.

L'un a posé une photo, l'autre une casquette, un autre un couteau et Mickaël, le fils de mon mari, avait balancé des billets de Monopoly parce que, quand ils étaient mômes, ils avaient tous les deux décidé d'être riches.

J'ai immédiatement compris la signification de ces billets sur le trottoir à Clermont .

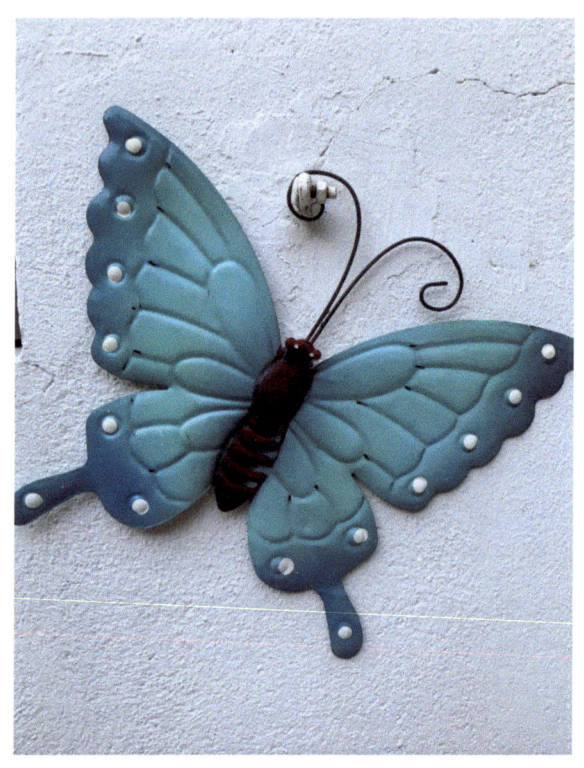

André Gilet

À ma demande, il est intervenu plusieurs fois pour notre association.

Durant le premier week-end où il est venu nous rendre visite, il s'est passé des choses incroyables.

D'abord en conférence, il y avait dans l'assistance, un homme qui se disait poursuivi par une entité négative.

Vous me connaissez maintenant, et toutes ces choses-là me paraissent tellement irréalistes que j'avais même plutôt tendance à me moquer un peu.

André lui, avait pris la chose très au sérieux, il ressentait quelque chose de néfaste du côté de la salle où était assis l'homme en question.

Après avoir fait la première partie sous forme de questions-réponses, il a profité de la pause pour se rendre aux toilettes. Ne le voyant pas revenir, j'ai décidé d'aller voir ce qu'il se passait.

Il me dit :

« Nathalie je suis coincé dans les toilettes. La serrure ne veut plus s'ouvrir ! »

Je décidai donc d'aller demander à mon fils Nicolas, présent ce jour-là en salle , s'il avait un tournevis ou un couteau pour ouvrir la porte des toilettes de l'extérieur.

Nicolas arriva devant la porte.

Il s'apprêtait à mettre la pointe du couteau dans la serrure quand elle s'ouvrit toute seule !

Tout ça commença à me faire peur !

Les contacts médiumniques commencèrent.

André réussit tant bien que mal à avoir quelques contacts, mais il avait beaucoup de mal.

Il prit alors la décision de demander à la personne qui se disait victime d'une entité négative de quitter la salle.

Il lui conseilla de le contacter en privé.

Ce monsieur sortit de la salle de conférence et la séance put reprendre normalement

Ce fut l'occasion pour tout le monde d'être mis en garde : ce monsieur avait indiqué avoir essayé de rentrer en contact avec des entités sans protection par l'intermédiaire du « OUI JA », une sorte de table de jeu où sont disposées des lettres et un verre retourné que l'entité fait bouger pour pouvoir former une phrase.

Cette pratique existe depuis des années et des années.

D'ailleurs je me souviens en avoir fait l'expérience lorsque j'étais ado. Heureusement pour moi ça n'a eu aucune conséquence, mais André en a profité pour rappeler le danger de cette pratique sans savoir demander une protection.

Je vous raconte tout cela avec réserve parce que j'ai moi-même quand même encore du mal à y croire.

Le soir, nous avons évoqué le sujet à table avec André, puis il a rejoint l'hôtel où je lui avais réservé une chambre.

Le lendemain matin, nous avions prévu de nous rejoindre à l'hôtel pour le petit déjeuner. Je lui envoyai donc un SMS. Il me répondit qu'il était prêt, qu'il n'avait plus qu'à charger ses affaires, que je pouvais venir.

Je suis arrivée à l'hôtel et, alors que je lui disais bonjour, mon téléphone m'alerta de la réception d'un message.

Il venait d'André.

– bah ! pourquoi tu m'envoies un message ?

– mon téléphone est dans ma chambre.

Quand j'ouvris le message il était écrit :

« garde le contact avec Julie »

André, pourtant habitué à des manifestations surnaturelles, m'a semblé très surpris !

Comment se faisait-il que son téléphone, dans sa chambre, puisse m'envoyer un message ? D'autant qu'en rejoignant sa chambre, pour reprendre ses valises, nous nous sommes aperçus qu'il n'y avait pas de réseau !

André me confirma que pour m'envoyer le premier SMS, il avait fallu qu'il monte dans le hall d'accueil de l'hôtel.

J'ai toujours eu une grande confiance dans ce qu'André me disait, dans les messages qu'il me délivrait de Sébastien, et c'est tout naturellement qu'avant le délibéré, je l'ai appelé.

Alors que tous les médiums semblaient confiants, André est le seul à m'avoir dit qu'il ne fallait rien attendre du procès, que la vérité je la trouverai moi-même et que Sébastien savait bien que la justice des tribunaux ne serait pas la sienne.

Lorsqu'il m'a dit ça j'étais tentée de me dire qu'il était le seul à me dire ce que je n'avais pas envie d'entendre, et j'avais alors essayé de me rassurer en me disant qu'il pouvait se tromper.

Mais il avait raison.

Peut-être que Sébastien avait voulu me faire passer le message mais à ce moment-là j'avais envie de croire que la justice allait faire son travail.

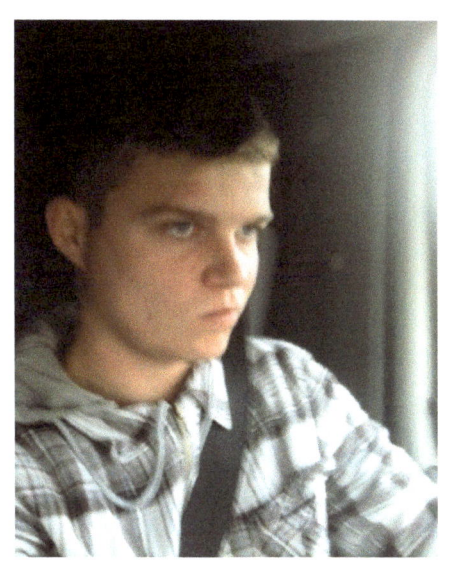

Les ressemblances

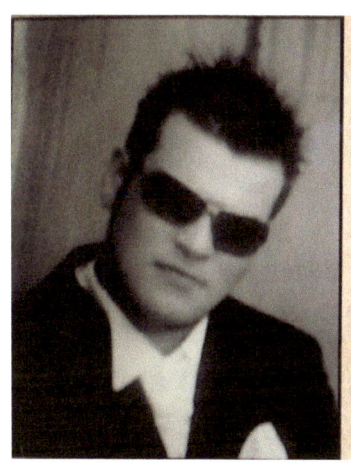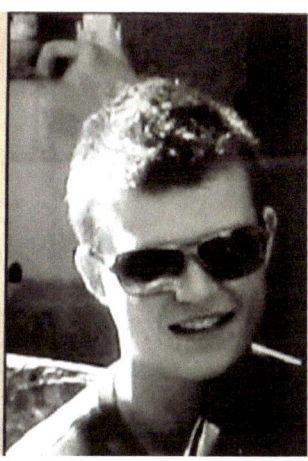

Il m'est arrivé aussi, j'avoue que c'est très troublant, de voir des personnes qui ressemblaient à Sébastien trait pour trait.

Parfois je pensais que c'était mon imagination, un ressenti que j'avais parce que j'aurais eu tellement envie de le revoir. Mais chaque fois la ressemblance a été confirmée par mes proches par mon entourage.

Il y en a eu quelques unes mais deux ont été vraiment très troublantes.

La première fois, c'était en août 2012 un mois après sa mort.

J'étais sous calmants, mon mari et moi étions en congés, et on s'est dit que plutôt que rester chez nous à pleurer, il valait mieux qu'on parte un peu.

Nous avons donc pris la route, sans savoir vraiment où nous allions et nous sommes arrivés jusqu'en Ardèche.

Il paraît que c'est beau l'Ardèche, moi je n'en ai aucun souvenir !

Par contre il y a quelque chose dont je me souviens très bien…

Un soir, nous étions allés dans une petite auberge et nous étions en terrasse pour manger. Un groupe de jeunes gens est arrivé.

Parmi eux, il y avait un garçon avec la même morphologie que Sébastien, la même chevelure, les mêmes traits.

De profil, c'était moins flagrant, mais lorsqu'il était de face je ne pouvais pas quitter mon regard de son visage.

Mon mari a vu que j'étais troublée, il a regardé et il m'a dit :

– oh mince ! Il ressemble drôlement à Sébastien !

Le petit gars a bien vu mon regard insistant et quelques fois son regard a croisé le mien.

Je ne sais pas s'il a compris, enfin je ne pense pas et il a dû me prendre pour une folle. D'autant que je l'ai regardé en pleurant.

En tout cas, quand on est rentré pour aller dormir, j'étais apaisée. J'avais l'impression de l'avoir vu et ça m'avait fait du bien.

La deuxième fois c'était le jour de l'anniversaire de sa mort, trois ans après l'accident.

Nous étions allées ma collègue et moi à une réunion de travail à 100 km de bureau.

Nous devions prendre une voiture de service et la seule disponible était hybride. L'autonomie de carburant nous indiquait 150 km.

Nous nous sommes dit que nous pouvions, au moins, aller jusqu'à la réunion et nous ferions le plein là-bas.

Puis quand nous sommes arrivées il y avait encore une autonomie de 120… Donc nous avons décidé de rentrer faire le plein à notre station habituelle à côté de notre bureau.

Pourtant, alors que nous avions fait une cinquantaine de kilomètres sur l'autoroute, un bip retentit : l'autonomie affichée était passée directement à zéro.

Nous avons été surprises mais, prudentes, nous avons décidé de quitter l'autoroute à la première sortie.

Arrivée à la station, je levai les yeux et restai figée, les yeux embués de larmes.

Ma collègue regarda à son tour et s'exclama :

– Oh ! Mais c'est Seb !

Je n'arrivais plus à quitter ce jeune homme des yeux et j'avais une envie folle d'aller me jeter dans ses bras.

Quelle ressemblance !

C'était magique parce que c'était un jour tellement spécial pour moi.

Ma collègue descendit faire le plein et je restai assise, à regarder le jeune homme se diriger vers l'accueil pour régler.

Il en sortit et remonta dans son véhicule.

Il démarra, passa devant mon véhicule, me regarda… et me fit un petit signe de la main !

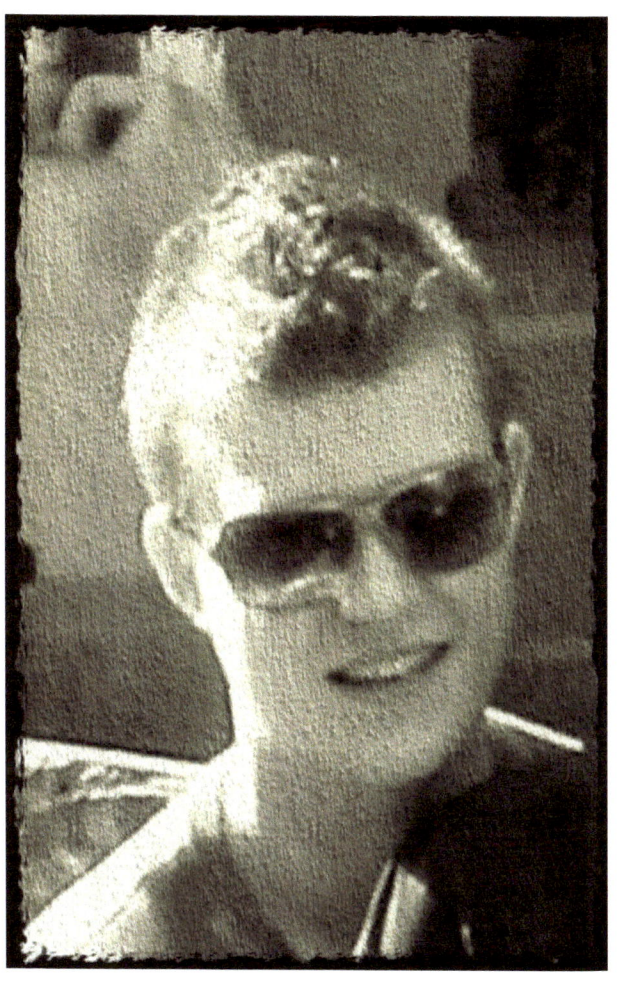

Quelques Signes…

Je pense que les signes, ces manifestations qui arrivent à un moment précis, sont destinés à nous rassurer.

Comme je le disais un peu plus en avant dans ce livre, je ne peux pas, je ne sais pas, lâcher prise au point de croire que tout ce que je ne sais pas expliquer pourrait être un signe.

Pourtant, à plusieurs reprises, les signes que Sébastien m'a envoyés étaient « certifiés», c'est-à-dire que je ne pouvais avoir aucun doute sur l'origine de ces manifestations.

La moto de mes rêves

En 2013, mon mari, passionné de vieilles voitures, me traîna dans un salon de véhicules anciens.

Je n'étais pas très enthousiaste à l'idée de passer une journée là-bas, d'autant que pour moi, les pièces détachées par terre et les véhicules de collection, c'est bien, mais ce n'est pas une passion.

Bref, pour me changer les idées, j'ai décidé de suivre mon mari au salon.

À l'origine, nous devions y aller avec notre véhicule habituel .

Mais ce dernier était tombé en panne quelques jours plus tôt.

Comme nous envisagions de le changer, mon mari avait bien demandé à la concession de nous prêter un modèle que nous aurions aimé acheter, ce qui nous aurait permis de l'essayer …il n'y en avait pas de disponible !

Alors, nous nous sommes rabattus sur la seule solution qui nous restait : prendre notre utilitaire, celui qui était destiné à transporter les motos d'enduro de mon mari et mes fils.

J'avais toujours rêvé d'avoir un modèle de moto que j'adorais : c'était la 850 TDM de chez Yamaha.

Je l'aurais bien aimée rouge.

Parce qu'elle me plaisait beaucoup, cinq mois avant l'accident, pour mon anniversaire, Sébastien et Nicolas avaient projeté de m'en trouver une d'occasion.

Ils avaient demandé à mon mari de faire le complément parce qu'ils n'avaient pas assez d'argent.

Et puis Sébastien avait été embêté avec sa voiture avait dû changer et ils avaient abandonné le projet faute de moyens.

Mais revenons au salon.

Nous étions dans les allées depuis quelques heures quand j'ai eu envie d'aller aux toilettes. Pour ce faire, il fallait que je traverse deux halls, et je décidai donc de prendre une porte un peu dérobée, pour faire un raccourci.

Mon mari me suivait, et nous avons traversé un couloir qui menait aux pièces détachées.

Là, en plein milieu de l'allée, trônait une magnifique TDM ! Elle était rouge, comme j'en avais toujours rêvé, elle paraissait neuve, elle avait juste un côté du carénage rayé.

Mon mari s'approcha et le vendeur vint vers nous en nous expliquant qu'elle était à vendre, qu'elle n'avait pas les papiers français (elle était belge) et que le matin elle était tombée dans le camion ce qui expliquait cette rayure.

Le prix, de ce fait, était fortement diminué, et correspondait au budget que Nicolas et Sébastien s'étaient fixés en février de l'année d'avant.

Je partis aux toilettes et lorsque je revins je vis mon mari en ligne avec quelqu'un. Il raccrocha.

Il demanda au vendeur s'il pouvait essayer.

Rappelez-vous qu'à cause de la panne de notre véhicule habituel, nous avions dû prendre l'utilitaire destiné à transporter les motos. À l'intérieur de cet utilitaire il y a toujours des sangles, une cale pour transporter les deux-roues, et un casque.

Il essaya, et décida de l'acheter.

J'étais un peu surprise parce que mon mari n'est pas du genre à acheter sur un coup de tête, mais il me dît :

C'est Nicolas et Sébastien qui te l'achètent.

C'était Nicolas qui était en ligne avec mon mari lorsque je suis revenue des toilettes et c'est lui qui avait dit à Eddy qu'il voulait acheter la moto, et prendre une partie de l'argent qui lui était revenu après la mort de son frère pour me faire ce cadeau.

Je ne savais plus quoi faire, je ne savais pas non plus si je devais accepter ou refuser, parce que, quand même, je ne pouvais m'empêcher de penser que si Sébastien n'était pas mort, peut-être que je n'aurais jamais eu cette moto.

Ce qu'il y a à retenir de cette histoire c'est qu'au moment où j'ai vu la moto de mes rêves dans ce couloir, je n'avais rien à y faire. Elle aurait dû être plus chère, mais elle était tombée.

Les rayures qu'il y avait était superficielles et Sébastien avait suivi une formation de carrossier avant d'être conducteur routier.

Et enfin nous ne devions pas y aller avec l'utilitaire et donc nous n'aurions pas dû pouvoir la ramener.

Mon mari était convaincu que Seb avait quelque chose à voir avec tout ça et j'étais apaisée, pour une fois, de me laisser aller à penser comme lui. Je trouve quand même que ça fait beaucoup de coïncidences dans une même journée.

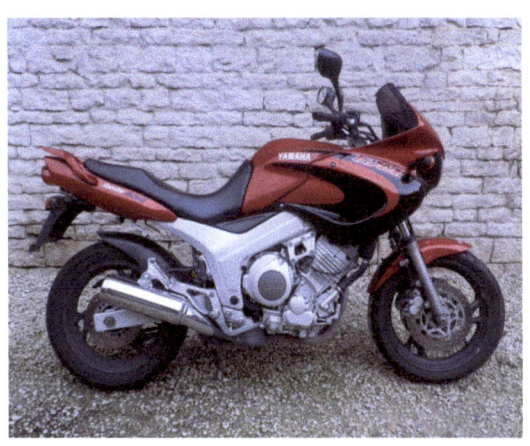

La coccinelle

Mon mari a toujours été passionné de véhicules anciens, et finalement, pendant plus de 20 ans, nous n'avons jamais eu de voiture neuve. Après l'accident de Sébastien en 2013 la voiture de mon mari était devenue peu fiable.

Il avait décidé de changer, mais il ne savait pas exactement ce qu'il voulait prendre. Nous regardions les occasions Et aussi les voitures neuves françaises pas trop chères.

Nous nous étions rendus à Chaumont, une ville de Haute-Marne à une cinquantaine de kilomètres de chez nous parce que nous voulions aller dans les concessions pour voir un peu ce qui pourrait nous convenir.

Quelque temps auparavant mon mari avait vu sur un prospectus une Volkswagen coccinelle de type Vintage

Il aurait bien voulu la voir et comme nous passions devant la concession nous nous sommes arrêtés.

Le vendeur, très sympathique, nous a dit que ce modèle Vintage venait de sortir et que nous pouvions avoir un véhicule à la carte, c'est-à-dire exactement le coloris, les jantes, l'intérieur et les options qui nous correspondaient.

Dans le hall, il y avait une coccinelle, série limitée, qui me plaisait beaucoup.

Elle plaisait énormément également à mon mari.

Ce n'était pas le modèle qu'il était venu découvrir.

Nous l'avons essayé quand mêmeet le charme a opéré.

En fin négociateur mon mari a réussi à obtenir un tarif qui nous convenait.

Le vendeur nous proposa de revenir une dizaine de jours plus tard pour venir la chercher.

Lorsque nous sommes venus en prendre possession, elle était lustrée, magnifique, et mon mari s'empressa de la prendre en photo pour l'envoyer à ses deux enfants.

Je fis la même chose, et je l'envoyai à Nicolas.

Et puis soudain mes larmes montèrent. J'ai réalisé à ce moment-là que je ne pourrai pas partager notre joie avec Sébastien. Je fis part de mon sentiment à mon mari qui me répondit :

« t'inquiète pas, il nous voit, il sait tout ça »

Au même moment, le vendeur ôta la publicité qui cachait la plaque d'immatriculation de notre futur véhicule. Mon mari sourit et me dit :

« Tu vois il est avec nous ! »

À chaque fois que j'appelais Sébastien, à chaque fois que je lui envoyais un SMS, il me répondait toujours « CV, TK » ce qui voulait dire : « ça va t'inquiète »...

Alors quand sur la plaque, je découvris le numéro d'immatriculation je ne puis m'empêcher de sourire

Les deux premières lettres étaient CV et les deux dernières TK !

Encore maintenant j'ai du mal à réaliser parce que 2 lettres en commun avec les messages habituels de Sébastien, j'aurais pris ça pour une coïncidence mais 4 lettres dans le bon ordre... Comment expliquer ça de façon rationnelle ?

J'en ai donc déduit, et je pense ne pas me tromper, que Sébastien était présent avec nous lors de l'achat de la voiture, et ces lettres sur sa plaque, signifiaient tout simplement : « ça va t'inquiète », en réponse à ma tristesse

de ne pouvoir lui envoyer de message
pour partager notre joie d'avoir acheté
le véhicule.

Son anniversaire

L'an dernier, j'étais en formation à Valenciennes à la date anniversaire de Sébastien.

Nos cours se passaient à Valenciennes.

Sébastien est né le 11 octobre, et la veille, assise dans mon lit à l'hôtel, j'ai voulu pré-enregistrer une publication pour la mettre sur ma page Facebook.

J'avais écrit un joli texte et j'avais trouvé une belle photo .

Le lendemain matin, dès mon réveil, j'ai voulu copier mon brouillon pour le diffuser sur ma page Facebook.

Mais la publication que j'avais enregistrée la veille n'existait plus !

À la place, il y avait quatre mots :

« Regarde camion Camion camion ».

Sur le coup, j'étais plutôt contrariée d'avoir à recommencer mon joli texte et je n'ai pas tout compris.

Au petit déjeuner, j'ai raconté ça à mes collègues et l'un d'entre m'a dit :

« bah ça tombe bien aujourd'hui on va regarder les camions puisqu'on va en contrôle sur le péage à la frontière belge. »

C'est vrai je n'avais pas pensé du tout que ça pouvait être une sorte d'alerte pour me forcer à regarder et trouver un signe dans la journée.

Arrivés sur les lieux, nous nous sommes regroupés pour définir les rôles de chacun, et nous sommes séparés en petits groupes de trois personnes.

Alors que mes deux collègues et moi étions sur le bord de la chaussée à regarder les camions qui passaient le péage, mon regard fut attiré par un camion bleu, qui se dirigeait vers nous.

On était là pour contrôler et faire respecter la réglementation et en général, les camions qui passent en péage s'éloignent de nous.

Mon collègue s'écria :

« Regarde ce qui est marqué ! »

Sur le pare-brise du camion en question, il y avait trois plaques :

Sur l'une était inscrit « Nico », sur l'autre était marqué « Sébastien » et sur la troisième était inscrit « fan de moto ».

Alors là !

Mon esprit cartésien avait beau chercher des explications, qu'est-ce que je pouvais trouver ?

Seul notre petit groupe avait vu ce camion.

J'avais été prévenue la veille.

Et c'était l'anniversaire de Sébastien !

J'ai ressenti comme un bien-être, à la limite de l'euphorie, parce que j'ai compris !

J'ai compris que Sébastien serait toujours avec moi dans les moments où je pensais très très fort à lui, et où j'avais plutôt tendance à être triste

Les autres signes du ciel …

Comme vous l'avez lu précédemment, nous sommes amis avec le fils et la belle-fille d'Ettore Bugatti le célèbre constructeur automobile.

Il y a trois ans maintenant, Michel Bugatti proposa de nous faire faire une petite balade avec la grand-mère : c'est ainsi qu'il surnomme sa voiture : une type 30 de 1926 .

J'avais donc pris place à côté de lui, à gauche puisque le volant à droite, et nous traversions la campagne.

C'était le printemps et c'était très agréable avec ce soleil, et les fleurs d'été qui poussaient sur le bas-côté. J'avais vraiment une grande sérénité à être installée ainsi, et quand nous traversions les villages, je faisais de petits signes aux habitants qui nous saluaient aussi.

Au bout de quelques traversées de villages, je me surpris à faire le signe « V » avec mes doigts en signe de victoire, comme Sébastien faisait lorsqu'il nous disait au revoir et qu'il partait en moto.

Nous avions fait quelques kilomètres dans la campagne, quand mon regard fut attiré par le ciel.

Nous étions en haut d'une colline et la route menait à un petit bourg dont nous apercevions le clocher.

Au fur et à mesure que nous nous rapprochions, j'ai remarqué une forme bizarre dans l'un des nuages.

C'était comme s'il y avait une main dessinée sur un fond blanc immaculé.

Les deux doigts très distincts formaient le V !

J'avais mon téléphone portable avec moi et que j'ai eu la chance de pouvoir immortaliser cet instant magique.

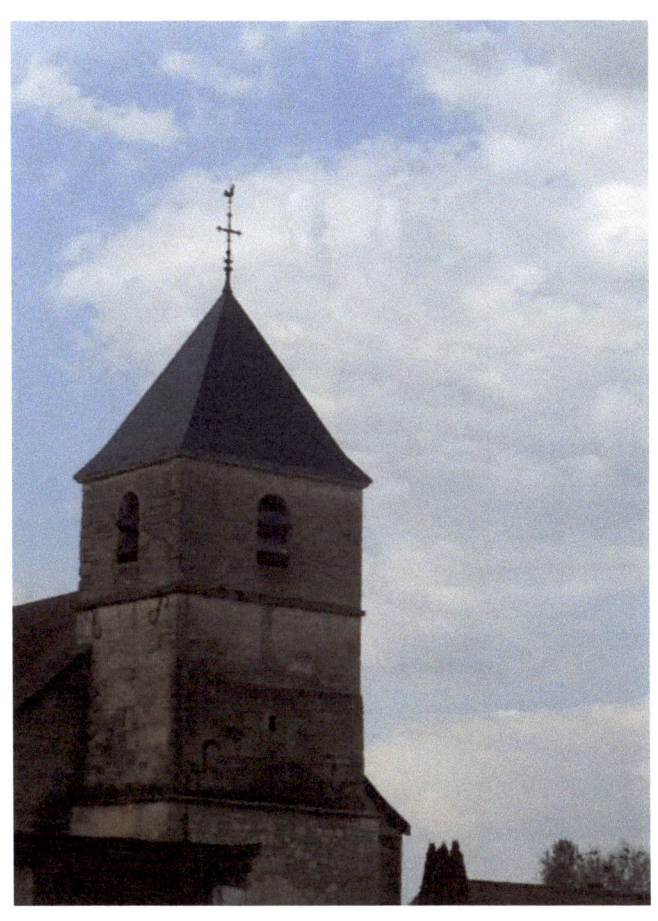

Il est vrai qu'au tout début, lorsque j'ai commencé à comprendre que l'énergie de Sébastien pouvait circuler, lorsque je me suis autorisée à penser que les signes existaient, j'ai souvent regardé le ciel.

Comme lorsque j'étais enfant, je cherchais à reconnaître une forme familière d'animal ou autre dans les nuages.

Une multitude de belles images et souvent, très souvent, la lettre S était distinctement représentée.

Dans un premier temps, je me disais que la trajectoire des avions avait quand même moins de mal à représenter un S qu'une autre lettre… Ah ce cartésien qui ne me lâchait pas !!

Jusqu'au jour où des clichés m'ont été envoyés par des proches, qui m'ont tous affirmé qu'au moment où ils ont vu ces images, ils pensaient à Sébastien.

Et puis, comme une preuve, ou plutôt une démonstration de la vérité, une maman qui avait perdu son fils prénommé Émeric, m'a envoyé la photo d'un magnifique « É » dessiné dans le ciel... il y avait même l'accent !

Je vous offre mes clichés, je n'ai pas retrouvé le sien.

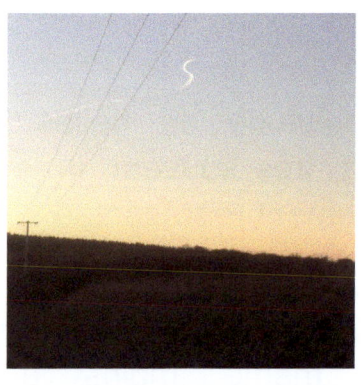

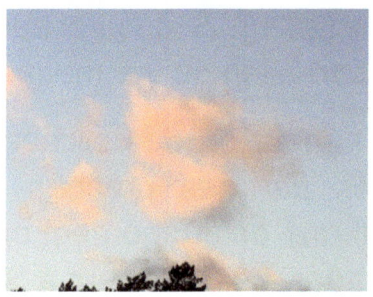

Les signes pour son frère

et ses nièces :

Pour Nicolas et les deux petites, Sébastien a toujours envoyé de beaux signes.

Au début, Nicolas, qui était aussi réticent que moi, ne percevait pas tous les signes il était plutôt sur la réserve lorsqu'il entendait ou voyait quelque chose.

Ainsi, la semaine qui suivit le décès de Sébastien, alors que, ni lui, ni moi n'étions ouverts à ce qu'on appelle communément « ces choses-là », Nicolas monta l'escalier qui menait à leur chambre, et je l'entendis dire :

« Quoi ? »

Je me dirigeai vers l'escalier et lui demandai :

« Tu parles tout seul ? »

Il descendit, me regarda fixement l'air très étonné, et me dit :

« j'ai entendu Seb ! Il a dit Nico ! C'est pour ça que j'ai répondu ! Je deviens fou. »

En effet, à ce moment-là, nous étions très loin de penser que quelque chose pouvait exister après la mort. Nous nous sommes dit que la douleur nous faisait percevoir des choses bizarres. Et puis nous en sommes restés là et on n'en a plus parlé.

Quelques semaines après, ma petite fille Anaé, âgée de 18 mois, vint avec nous au cimetière.

Elle me demande dans un premier temps de la porter ce que je fis.

Puis, elle voulut descendre.

Elle marcha quelque pas puis me tendit les bras pour que je la porte à nouveau. Quelques secondes après elle voulait encore descendre. Alors, excédée, je lui dis :

« bon ! Il faut savoir Anaé ! Tu marches où je te porte, mais on ne va pas faire que ça jusqu'au bout du chemin ! »

Et là, elle me dit :

« Tonton il rigole! »

Cette phrase me fit sourire, et je m'amusai à imaginer Sébastien en train de se moquer d'elle.

Chaque fois qu'elle partait de chez moi, elle disait au revoir à mon mari, me faisait un bisou, et envoyait un baiser volant en direction d'un coin du mur.

Elle disait toujours : « au revoir tonton ! »

Alors Nicolas et moi, nous faisions mine de ne pas avoir entendu.

C'est dommage d'ailleurs parce que, maintenant, avec le recul, je regrette de ne pas avoir demandé ce qu'elle voyait. En fait j'avais peur de sa réponse.

Un jour, je la ramenais de chez elle à chez moi, nous étions dans l'utilitaire et elle était donc devant, sur son siège auto.

Nous étions arrêtées au feu et face à nous il y avait un camion de l'entreprise qui employait Sébastien.

Elle me dit immédiatement :

« c'est le camion à tonton ça ! »

Je lui répondis qu'effectivement c'était son patron et que c'était le même camion.

Elle insista et me dit :

« non mais c'est le sien ! »

Alors j'ai appelé Nicolas et je lui ai demandé s'il se souvenait du numéro d'immatriculation du tracteur que conduisait Sébastien. Le camion était toujours face à moi et il m'a été facile de comparer.

Effectivement Nicolas me confirma le numéro qui était inscrit sur la plaque de celui qui se trouvait face à moi.

Comment une petite, qui avait maintenant deux ans et demi, qui ne savait pas lire, pouvait avoir su que c'était celui de Sébastien et pas un autre?

Lorsque j'en parle j'en suis encore troublée parce qu'il est évident qu'elle avait des ressentis.

Lorsque ma deuxième petite fille est née, je n'avais qu'une peur, c'était qu'elle naisse le jour de l'anniversaire du décès de Sébastien. Elle était prévue pour fin juillet. Mais je me disais que si elle était un peu en avance elle pouvait arriver dans nos vies le 23.

Pour moi ça aurait été un peu troublant mais surtout je n'aurais pas vraiment apprécié parce que à l'anniversaire de naissance est pour moi un moment de joie alors qu'à ce moment-là l'anniversaire du départ de Sébastien était plutôt un moment de peine et j'aurais eu beaucoup de mal à gérer.

Mais Maélys, ma petite fille, avait décidé d'aller à terme, elle est donc née le 27 juillet, le jour de ma fête.

Nicolas m'a raconté qu'il avait eu un beau signe de son frère ce jour-là.

Alors que Mathilde était en salle de travail depuis quelques heures, et que l'arrivée de la petite était imminente, Nicolas avait été attiré par une lumière intense dans la rue. La fenêtre de la salle de travail, au premier étage, était située à côté d'un lampadaire de rue.

Ce lampadaire s'était mis à briller intensément, une lumière impossible à regarder m'a-t-il dit.

La sage-femme a été attirée aussi par cette lueur et a dit :

« Oh, qu'est-ce qui se passe dehors ? on dirait que le lampadaire va exploser. »

Et au moment même où la petite a pointé le bout de son nez, la lampe a claqué.

Dans l'émotion, Nicolas me dit avoir pleuré, de bonheur parce que sa petite venait de naître, et d'émotion parce qu'il savait, il sentait, que son frère avait été là aussi.

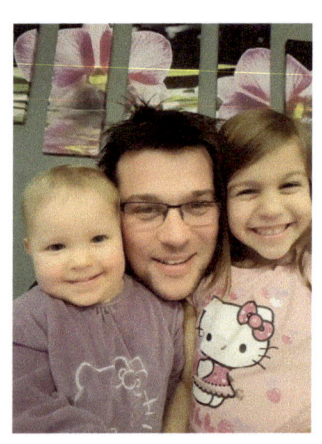

Synchronicités

Depuis son adolescence Sébastien semblait avoir la poisse.

Comme vous l'avez certainement remarqué sur les photos, il avait les yeux bleus. Chaque fois qu'il lui arrivait quelque chose, qu'il avait une petite difficulté dans sa vie, il disait toujours : « Je suis un vrai chat noir ! »

Et moi je lui répondais :

« Tu es mon chat noir aux yeux bleus. »

Un an après sa mort, j'étais justement en train de raconter ça à un ami, qui séjournait chez nous avec son épouse. Éric et Françoise passaient leur dernière journée chez moi et nous avions décidé d'aller faire un petit tour de moto.

Alors qu'Eric me demandait si j'aimerais bien avoir un chat, je lui répondis que j'étais plutôt habituée aux chiens, et que, comme mon Terre-neuve n'aimait pas les félins, je craignais que la cohabitation ne se passe pas très bien.

J'ai ajouté :

« En tout cas, si j'ai un chat un jour, il sera noir aux yeux bleus »

Françoise avait eu l'air surprise et m'avait répondu :

« c'est super rare un chat noir aux yeux bleus, en général ils ont les yeux verts, Il me semble qu'il n'y a qu'une seule race de chat noir aux yeux bleus mais c'était spécimen très très rare. »

Moi je n'y connaissais pas grand-chose alors je n'avais pas répondu.

Au même moment, nous avons entendu distinctement miauler derrière la fenêtre. C'était en juillet, il faisait chaud, j'avais fermé mes volets. J'ai donc ouvert la fenêtre et relevé le volet roulant. À ce moment-là, un chat a bondi dans la maison.

Il était noir et il avait les yeux d'un bleu éclatant !

Françoise roulait des yeux écarquillés et répétait sans cesse :

« mais c'est pas possible ! »

Il avait une taille presque adulte je dirais qu'il avait un peu moins d'un an, il ne semblait pas très maigre, mais il avait l'air content d'être chez moi.

Il ronronnait, et se câlinait contre mes jambes. J'étais tellement émue que je n'osais pas le toucher. Puis, je l'ai caressé, il s'est blotti contre moi comme s'il avait quelque chose à me dire. C'était incroyable parce que je ne suis pas très habituée aux chats et pourtant je vous assure que j'ai ressenti un grand bien-être.

Éric et Françoise n'ont pas pensé du tout à l'histoire de Sébastien. Ils m'ont confirmé que les chats vont très souvent vers les gens qui ne sont pas habitués.

Je ne savais pas quoi faire parce qu'on devait partir à moto et je craignais qu'en le mettant dehors mon chien ne l'attrape.

Je ne pouvais pas non plus le garder chez nous puisqu'il n'était pas habitué. Mon mari suggéra de le laisser dehors, en affirmant que, s'il devait revenir il reviendrait.

Je savais que je ne le reverrai jamais. Pour moi ça ne faisait aucun doute, ce chat noir était venu là pour me rassurer, pour me dire que Sébastien n'était pas bien loin, et surtout pour me faire comprendre qu'à chaque fois que je disais quelque chose j'avais une réponse qui suivait.

Je n'ai jamais revu ce chat, ni dans ma rue, ni dans le village, je ne sais pas trop quoi penser de ça mais en tout cas je le prends comme un beau signe.

C'était la première fois que je croisais le chemin d'un chat noir et ce n'était pas la dernière.

Quelque temps après, Mickaël, le fils de mon mari, avait demandé à son père de lui emprunter sa voiture de collection, une traction.

Il devait conduire son ami Mylène pour son mariage.

Il était donc venu chez nous le samedi matin pour décorer la voiture, il nous avait laissé la sienne.

Il était convenu que dans la soirée nous ferions l'échange c'est-à-dire que nous irions jusqu'au lieu du mariage à une cinquantaine de kilomètres de chez nous, et que nous reprendrions notre traction pour rentrer.

Nous avions fait une trentaine de kilomètres, nous étions en plein milieu de nulle part.

Le premier village était bien loin, au moins 3 kilomètres

Mon mari me dit :

« Tu te souviens, la dernière fois qu'on a pris cette route-là, Sébastien était avec nous. On était en moto il s'est fait piquer par une guêpe »

Je répondis :

« Ah oui ! je me souviens ! Quel chat noir mon Seb ! »

J'avais à peine terminé ma phrase que mon mari me dit:

« tiens bah regarde ! »

Sur la route, devant nous, était assis un chat noir. Nous avons été obligés de ralentir pour ne pas le percuter.

Mais d'où venait-il ?

La première maison était à des kilomètres !

Comme pour ce chat qui était arrivé chez moi sans raison, je suis persuadée que la présence de celui-ci était encore destinée à me faire du bien.

Le plus étrange, le plus troublant à mes yeux, a été ce magnifique signe en forme de message, en réponse à une demande que j'avais faite, et ça s'est passé l'an dernier. Je devais travailler de nuit le 22 juillet 2019, et dans ces cas-là, on ne travaille pas le lendemain.

Ça m'arrangeait parce que depuis l'accident, je n'étais jamais allée au travail le 23 juillet.

Donc je partis en contrôle de nuit, mais à aucun moment je n'avais pensé que la nuit allait empiéter aussi sur la journée du lendemain !

À 0h10, mon collègue, remplissant un document, me dit :

« ah bah ça y est, on est le 23 ! »

J'étais un peu angoissée de réaliser cela, mais j'étais présente et je ne pouvais plus rien y faire. Alors je me suis mise à retourner la situation.

Lorsque je suis rentrée à la maison, il était 2 h du matin, et je me suis surprise à parler à Sébastien dans la voiture :

« Aujourd'hui c'est un jour particulier pour toi et moi, j'aimerais bien que tu mettes sur mon chemin un chat noir... je comprendrais. »

Tout le long de la route, j'ai une heure de trajet, j'ai scruté les bas-côtés à la recherche de ce fameux chat.

Je n'ai jamais vu autant de gibier que ce soir-là ou plutôt ce matin-là.

J'ai vu un blaireau, deux chevreuils, des sangliers, un renard, une martre, et même une espèce de gros rat.

Lorsque je suis arrivée devant la maison j'étais un peu déçue.

J'ai pensé que ça ne marchait pas avec moi et que Sébastien ne m'entendait pas…

Je suis descendue de la voiture pour ouvrir mon portail, j'ai allumé la lumière de la cour, et c'est là que je l'ai vu !

Au beau milieu de ma cour, assis, tranquille, se trouvait un magnifique chat noir !

Nous étions le 23 juillet 2019, sept ans s'étaient écoulés depuis la mort de Sébastien.

J'avais demandé quelque chose de bien spécial, il me l'avait envoyé.

Comment le doute peut-il être possible après un signe pareil ?

En novembre 2018, nous avons perdu notre terre-neuve Elliot.

Il était âgé de 10 ans.

Il avait grandi avec Sébastien et souffrait d'anémie inexpliquée.

Il ne tenait plus debout depuis plusieurs jours et le vétérinaire avait décidé de le mettre sous perfusion et l'avait gardé en observation quelques jours.

Je prenais régulièrement de ses nouvelles et j'avais bon espoir qu'il s'en sorte.

Dans les premiers temps, il a pris un peu le dessus sur la maladie.

Le vétérinaire lui avait fait subir des examens pour connaître les causes de son anémie.

Les résultats sont tombés le 10 novembre… il avait un cancer de la rate.

Rien ne pouvait plus être tenté et les traitements lourds envisagés ne pourraient, au mieux, que prolonger sa vie de quelques semaines.

Nous avions décidé de tenter ces traitements et nous devions voir le vétérinaire le 12 novembre, le 11 étant férié et réservé aux urgences.

Pourtant, dans la matinée du 11, le praticien nous a appelé en nous faisant bien comprendre que ce n'était plus qu'une question d'heures…qu'Elliot allait partir.

Mon mari ne se sentait pas la force d'y aller et c'est avec mon amie Karine que je suis allée accompagner Elliot dans sa fin de vie.

A la maison, il avait une habitude rigolote : quand il voulait qu'on s'intéresse à lui, il secouait la tête vers la fenêtre et ses oreilles donnaient des petits coups aux vitres comme si quelqu'un frappait.

Avant de partir, j'ai dit à mon mari :

« Tu sauras quand ce sera fini, il te fera un signe, il tapera à la fenêtre »

Mon mari avait fait un petit mouvement de tête, trop ému pour me répondre.

Je ne sais pas pourquoi je lui ai dit ça et je ne me l'explique pas encore aujourd'hui.

Lorsque mon amie et moi sommes arrivées à la clinique vétérinaire, l'assistante est venue me dire de patienter en me disant :

« Nous le préparons… »

Était-il déjà mort ? Le préparer pourquoi ?

Elle me répondit qu'il n'avait plus la force de se lever et qu'il fallait le nettoyer un peu, car il avait fait ses besoins sur sa couche.

J'avais senti l'urgence et je lui ai demandé de ne pas attendre.

Propre ou sale, je ne pouvais pas le laisser seul plus longtemps.

La vétérinaire de garde, très douce, est venue me parler en me disant qu'il était à l'agonie.

Elle n'était pas sûre qu'il me reconnaîtrait.

Elle m'a dit que nous pouvions, si je le souhaitais, abréger ses souffrances.

Il n'y avait plus aucun espoir alors j'ai accepté.

Lorsque je suis entrée dans la petite salle où il était allongé, Elliot a levé les yeux, il a gémi et a tenté de remuer la queue.

Je ne pleurais pas, j'étais calme et je l'ai rassuré.

Je lui ai dit qu'il allait voir Sébastien et qu'il ne fallait pas avoir peur d'aller avec lui.

La vétérinaire avait les larmes aux yeux ;

Elle m'a demandé si j'avais besoin d'un peu plus de temps.

J'ai répondu :

« Non, il est prêt, moi aussi »

Elle a procédé à l'injection.

Elliot a ouvert grand les yeux et son regard, je vous l'assure, est passé de la douleur à la joie.

Il a tourné les yeux comme s'il suivait quelqu'un et il a arrêté de respirer tranquillement.

Je suis persuadée qu'il était apaisé.

Quand j'ai rejoint Karine en salle d'attente, j'ai réussi à pleurer.

C'est à ce moment-là que mon mari m'a appelée.

Il m'a dit : « C'est fini ? »

J'ai voulu savoir comment il avait su, il me répondit :

« J'étais dans le canapé et j'ai entendu taper à la fenêtre : c'était un chat, il était debout contre la vitre et il tapait avec sa patte. J'ai compris que c'était Elliot qui me l'envoyait »

Cet épisode a été douloureux, bien entendu, mais je sais, pour avoir vécu le drame de perdre mon enfant que ces douleurs ne sont en aucun cas comparables.

Même si je suis plus sereine face aux paroles entendues autour de moi, même si Elliot était un membre à part entière de ma famille, il n'était pas mon enfant.

Alors, au risque de choquer les personnes qui n'ont pas vécu ce que nous avons vécu, la mort d'Elliot reste une épreuve de notre vie mais pas un drame.

Ceux qui ont connu la perte d'un enfant me comprendront et je ne souhaite pas aux autres que la vie leur explique un jour qu'il est inutile de comparer certaines douleurs.

Les accidents évités

Quelques mois après la mort de Sébastien, mon médecin décida de me mettre sous calmant.

Elle craignait pour ma santé, et surtout elle avait peur que je ne me suicide. J'étais donc à moitié endormie dans mon canapé quand mon mari, en fin d'après-midi, m'appela pour que je vienne le rechercher.

Il était en panne à une dizaine de kilomètres de chez nous sur le trajet retour de son travail.

Il me demandait de prendre notre vieil utilitaire, de prendre également la barre de remorquage, et de venir le rejoindre.

Rien que l'idée d'aller chercher la barre dans le garage me semblait insurmontable ! Je lui dis en pleurant que je ne pouvais rien faire, que j'étais trop faible. Il décida donc de faire appel à François, notre ami et voisin.

Un ami de François logeait chez lui pour les vacances mais tous les deux ne savaient pas où était cette fameuse barre.

Ils décidèrent donc dans un premier temps, en voiture, d'aller chercher Eddy. Ils récupérèrent le matériel et repartirent ensemble tous les trois rechercher notre véhicule en panne.

Comme l'ami de François, Jifko, avait également un utilitaire beaucoup plus récent que le nôtre qui permettrait de tracter plus facilement, ils décidèrent de prendre ce véhicule.

Sur le trajet qui les menait au dépannage, François et Eddy s'interrogeaient sur la façon de conduire de Jifko. Il roulait à allure très lente :

« Mais qu'est-ce que tu fais ? »

« Tu peux rouler on est plus en agglo ! »

Jifko ne répondait pas et roulait toujours aussi doucement.

Plusieurs fois ils lui ont demandé pourquoi il n'avançait pas et à chaque fois ils n'ont obtenu aucune réponse. Jifko continuait son petit bonhomme de chemin sans accélérer.

Ils ont traversé comme ça deux villages et puis soudain, ils ont vu en face d'eux, arriver un camion en grande difficulté.

Il était en portefeuille c'est-à-dire que la semi-remorque s'était mise en travers et l'ensemble prenait toute la route !

Ils ont assisté impuissant à la sortie dans le champ de l'ensemble, qui est passé à quelques mètres de leur véhicule ! Ils ont stoppé et ont couru vers le chauffeur qui, fort heureusement, n'avait rien.

Il était juste un peu choqué et a avoué avoir eu très peur de les voir arriver parce qu'il a craint les percuter

Lorsqu'ils sont rentrés ils m'ont raconté avec une grande excitation leur mésaventure, et ont insisté en disant :

« On est pas passé loin, on a failli avoir un accident. »

Lorsqu'ils sont arrivés à l'anecdote de l'allure très lente de Jifco, celui-ci m'a regardé et m'a dit :

« Il y a quelque chose, ou quelqu'un, qui me disait de ne pas aller vite ! »

Je ne saurai jamais si c'était pour me protéger moi, en m'empêchant d'avoir un drame supplémentaire dans ma vie, ou si c'était pour protéger Eddy directement, mais je ne remercierai jamais assez ce quelque chose ou quelqu'un !

Un « presque accident » a, de nouveau eu lieu quelques mois plus tard.

J'avais repris le travail et je m'apprêtais à partir en voiture pour l'heure de trajet qui me mène à mon bureau.

Pour y arriver à 7h45, je pars donc habituellement à 6h45.

Au moment de partir, alors que je remplissais la gamelle pour mon chien, ce dernier s'ébroua…

C'était un terre-neuve, comme je vous l'ai dit, et mon pantacourt blanc fut moucheté de salissures !

Je rentrai donc me changer en rouspétant après mon chien.

Mais ma mésaventure ne s'arrêta pas là ! Impossible de mettre la main sur mes clés de voiture !

J'ai tout fouillé, tout retourné… J'ai même regardé dans la poubelle et dans le réfrigérateur ! Rien !

Mais bon sang, j'allais être en retard !

J'ai pensé à cet instant que tout était fait pour que je ne parte pas.

Mais pourquoi ?

Après un bon quart d'heure j'ai finalement mis la main sur ces fichues clés qui, pour finir, étaient restées sur le contact depuis la veille.

Quand je suis partie, j'étais agacée parce que j'avais vingt minutes de retard sur mon trajet habituel.

J'ai roulé sans trop réfléchir et une trentaine de kilomètres plus loin j'ai aperçu des gyrophares bleus sur la route.

Il y avait eu un accident et je n'ai pas pu m'empêcher de penser que si je n'avais pas été retardée, j'aurais été impliquée.

À mon arrivée au bureau, en regardant sur la page internet du quotidien local, j'ai appris qu'une conductrice qui faisait le chemin inverse du mien avait, pour une raison indéterminée, traversé la chaussée pour venir s'écraser contre un arbre.

Est-ce que j'aurais été dans sa trajectoire si j'étais partie à l'heure ce matin-là ?

Peut-être, peut-être pas… J'en ai juste le sentiment, presque la certitude.

Conclusion

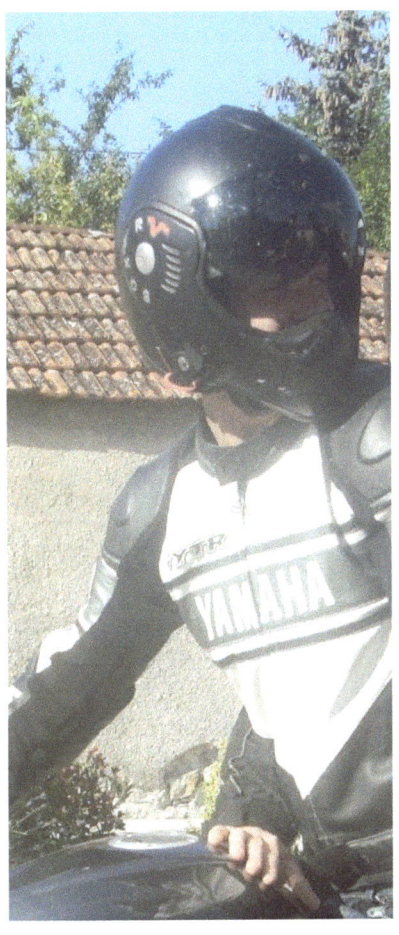

C'est du passé, il faut tourner la page…

Quelques mois plus tard, j'entends souvent ces paroles qui paraissent censées aux yeux de ceux qui les prononcent mais qui provoquent toujours une réaction de ma part.

Tournez la page ?

Ça veut dire oublier, s'habituer, passer à autre chose ?

Sébastien n'était pas une chose, sa vie n'est pas juste une page de livre, pas même un chapitre.

Mort ou vivant, il est mon fils et il le restera jusqu'à ce que mes yeux se ferment pour aller le rejoindre.

En attendant il vit, il vit à travers moi et les souvenirs que nous avons de lui font partie intégrante de notre vie.

Je ne veux pas tourner de page, clore un chapitre parce qu'il m'a démontré à de nombreuses reprises que son énergie, son âme, son esprit – appelez ça comme vous voulez – est toujours bien présente avec nous.

Mais depuis plus de 8 ans, j'ai appris à décrypter les paroles prononcées par mon entourage et j'ai finalement réalisé que dans la plupart des cas, le but était de me venir en aide.

Le vocabulaire n'était juste, à certains moments, pas très bien choisi .

Plus de 8 ans d'absence physique, une présence invisible que j'ai eu du mal à accepter, quelques années de psychanalyse et une féroce envie de vivre :voilà comment je peux qualifier ma vie maintenant.

Cette vie m'a réservé beaucoup de joie mais aussi de grosses douleurs mais c'est devenu une obligation pour moi de la vivre, de rire le plus souvent possible.

Et puis en faisant le bilan de cette vie que j'ai choisi de continuer après la mort de Sébastien je ne peux m'empêcher de penser à ma grand-mère maternelle.

Elle était hyper positive et ne voyait jamais le verre à moitié vide.

A chaque fois qu'il y avait une embûche dans nos vies, elle disait : « C'est un mal pour un bien »

Elle parvenait toujours à nous démontrer ensuite que ces obstacles nous avaient permis de rebondir.

J'ai eu du mal à saisir le sens de ce qu'elle voulait dire et maintenant, sans vraiment être tout à fait en accord avec ça, je comprends que quelque chose de négatif peut déboucher sur quelque chose de positif.

J'aurais tellement voulu ne pas avoir à tester la véracité de ses dires.

J'aurais tellement aimé que rien ne se passe, que Sébastien vive, qu'il me donne des petits enfants et que je parte avant lui.

Mais la vie et nos destins avaient prévu autre chose. Depuis son accident, Sébastien vit à travers moi et j'ai la sensation qu'il me guide, qu'il m'encourage à couper les liens de relations toxiques, qu'il m'encourage à rencontrer les bonnes personnes au bon moment.

Oui un jour je quitterai, comme tous le monde, cette enveloppe charnelle qui me sert de véhicule, mais en attendant je vais vivre, parce que je suis née pour ça, parce que Sébastien m'a laissé sa force et sa détermination, parce que je le dois à ceux qui m'aiment et qui sont encore vivants.

Contrairement au premier livre, celui-ci n'a pas pour vocation de rétablir une vérité.

Il est comme moi, naturel et sans sous-entendus, sincère et authentique…il est vrai et j'avais besoin de l'écrire pour aider ceux qui traversent un deuil terrible et qui ont cette fulgurante impression que leur vie terrestre est terminée.

Je vis encore depuis la mort de mon fils. Je vis avec d'autres priorités, une autre façon de voir les choses, une certaine sagesse (à ne pas confondre avec l'hypocrisie).

Je vis avec ce sourire, cette joie, cette douce folie parce que je suis convaincue qu'il est fier de moi ainsi. Je sais aussi, parce qu'il me l'a dit, que Nicolas est serein quand je ne suis pas malheureuse.

Alors oui, je suis heureuse d'une autre façon.

Sébastien est mort, mais je ne l'ai pas perdu... Il vit avec nous autrement.

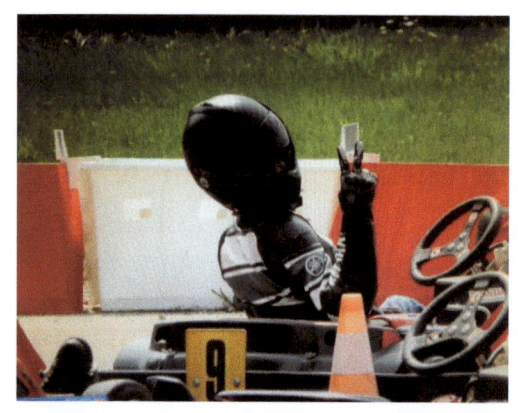

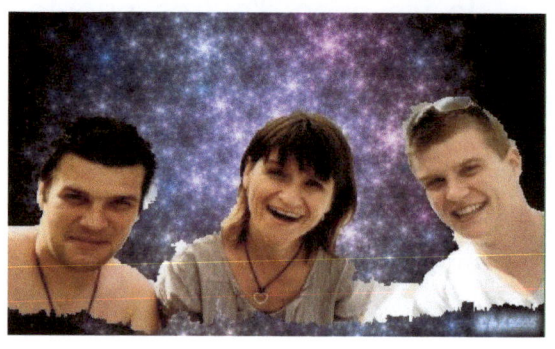

À Nicolas, mon fils,

À Mathilde, ma belle-fille,

À Eddy, mon mari,

À Mickaël et Marianne, ses enfants,

À mes petites chéries Anaé et Maélys,

À tous ceux que j'aime …